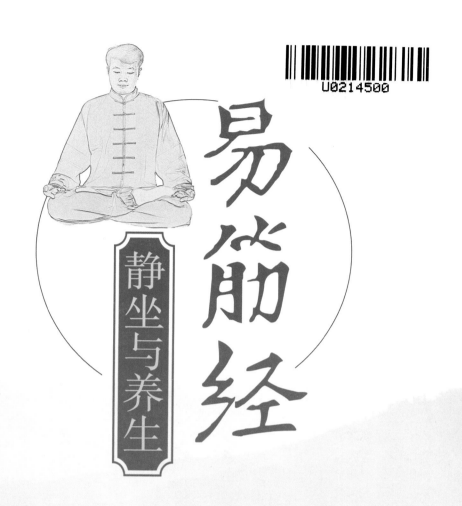

易筋经

静坐与养生

陆骊工　徐爱生　编著

SPM 南方出版传媒

广东科技出版社 | 全国优秀出版社

·广州·

图书在版编目（CIP）数据

易筋经静坐与养生/ 陆骊工，徐爱生编著. —广州：广东科技出版社，2021.9

ISBN 978-7-5359-7711-3

Ⅰ. ①易… Ⅱ. ①陆… ②徐… Ⅲ. ①静功—养生（中医）Ⅳ. ①R214

中国版本图书馆CIP数据核字（2021）第162753号

易筋经静坐与养生
Yijinjing Jingzuo Yu Yangsheng

出 版 人：朱文清

责任编辑：黎青青

责任校对：杨崚松

责任印制：彭海波

出版发行：广东科技出版社

（广州市环市东路水荫路 11 号　邮政编码：510075）

销售热线：020-37592148 / 37607413

http://www.gdstp.com.cn

E-mail：gdkjzbb@gdstp.com.cn

经　　销：广东新华发行集团股份有限公司

排　　版：创溢文化

印　　刷：广州市东盛彩印有限公司

（广州市增城区新塘镇太平洋十路 2 号　邮政编码：510700）

规　　格：787mm×1 092mm　1/16　印张11　字数 220 千

版　　次：2021 年 9 月第 1 版

　　　　　2021 年 9 月第 1 次印刷

定　　价：58.00 元

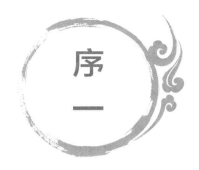

序一

　　"健康中国2030"规划纲要是我国参与全球健康治理、履行我国对联合国"2030年可持续发展议程"承诺的重要举措。近年来，我国健康领域改革发展成就显著，人民健康水平不断提高，同时对医疗和保健的需求也日益增加，随着人口老龄化的进程加快，国家在医疗投入方面面临着巨大压力。为适应形势发展的需要，推进健康中国建设，我们应树立以预防为主、减少疾病发生的奋斗目标。

　　在防治因不良生活习惯而形成的慢性疾病方面，传统中医药学有着先天的优势。例如，人们在办公室久坐不动，居家玩手机缺少锻炼，容易导致颈椎病发生，出现颈痛、手麻、眼花、头晕，腰肌劳损疼痛而导致活动受限，胸椎小关节紊乱引起胸背疼痛不适、心悸、消化不良等症状。而易筋经功法是中医传统的导引术，能解决脊柱失衡引起的亚健康等问题，非常适合居家和办公室一族学习锻炼。

　　本书依据《易筋经》原文的理论和作者常年实践的经验总结而

成。易筋经十二式既强调了拉筋的重要性，也提出了练功后必须静坐定气息的要求。练习易筋经十二式是通过拉筋激发内在气血运行至四肢百骸，而静坐则是配合呼吸和意念将外散的精、气、神回收至五脏六腑，达到"内壮"的功效。

本书是陆骊工同志担任中国老年保健医学研究会科技创新分会会长后按照协会"积极老龄观、健康老龄化、幸福老年人"宗旨撰写和出版的系列科普丛书之一，中国老年保健医学研究会主要是针对老年人群提供健康保健方面的服务，同时也面向职场的中青年宣传"治未病、调慢病、抗衰老"的保健理念和方法，能从"未老"就开始预防和保健身心，等到进入老年后，自然也就少生病！

我谨代表中国老年保健医学研究会写这个序，希望此书对大家健康有所帮助。

中国老年保健医学研究会会长
高松柏
2021年3月

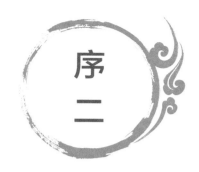

序二

　　易经云：当云层布满天空，大雨施施然而来，天地之气交错，万物就开始繁衍生息。人类秉承天地阴阳二气而生，伴随四季更替而成长。老子言："万物负阴而抱阳，冲气以为和。"阐释了阴阳调和是健康的基础。阴阳落到实处，便是动与静、身与心、灵与肉等。《中庸》言："喜怒哀乐之未发，谓之中；发而皆中节，谓之和。中也者，天下之大本也；和也者，天下之达道也。致中和，天地位焉，万物育焉。"大意言，内心平静便是"中"，情绪波动而有度便是"和"，达到"中和"境界，人体能量平衡，最有利于健康。

　　人身有两百多块骨骼、六百多块肌肉、五脏六腑，如此庞杂的系统，皆是依靠肌腱、韧带、筋膜（即"筋"）连接。筋健康，则四肢百骸运动自如，气机升降井然有序。筋有所病，则肌肉、骨骼、关节疼痛不堪，甚至压迫神经，导致头晕、心悸、偏瘫等疾病。易筋者，调整筋络之谓也。使松弛的韧带坚韧而有力，使挛缩的肌腱舒缓而延展，如此则病无所生。谚语常说"筋长一寸，寿延十年"，故养生不可不易筋。

而今经济社会发展迅速，生活节奏加快，需要应对日常琐碎而繁杂的事物，身体疲惫而缺乏休息，内心躁扰而不得安宁，所以容易滋生焦虑、抑郁等病症。老子言："静之徐清，动之徐生""静以修身"。静坐养生，历来备受儒、释、道、医家的推崇，静室自处，审视内心，去繁就简，调整身心，有益健康。

《黄帝内经》云"上工治未病"，意思是真正高明的医生，不是能治好多么严重的疾病，而是注重预防，让大家不生病。陆氏骊工、徐氏爱生者，怀济世之心，操活人之术，博学而笃行，潜心医道，心有所得则行诸文字，治集成册，刊行广播，普济民众，以求除却病痛，助力健康。余适逢其会，精研习之，受益良多，作此序，以荐诸君。

庚子孟冬于广东省人民医院

耿庆山

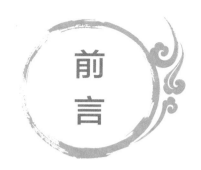

前言

　　练习打坐和易筋经功法改变了我的健康之路。所以，很想和大家分享一下，希望对有需要的人有所帮助。

　　1996年我就读于广州中医药大学中医骨伤科专业，毕业后一直从事骨科临床工作。工作以来，我发现很多骨科方面的慢性劳损性疾病与脊柱失衡有关，如颈椎病、腰肌劳损、胸椎小关节紊乱等，但脊柱失衡的原因却没有找到。工作十年后，自己也经常出现颈椎不适感，偶尔运动时突然扭到脖子出现暂时性剧痛，虽然事后休息一下也能痊愈，但这种不适感让我有些恐惧和焦虑，不知道什么时候又会突然扭伤出现颈椎剧痛，这种不可预测性，增加了心理压力，加重了我的焦虑。

　　为了缓解焦虑，也为了强身健体，我开始研究易筋经和静坐。结合中医气血、阴阳平衡理论和现代医学的骨科生物力学等原理，模仿练习易筋经十二式和静坐，我逐渐找到了运力气配合呼吸平衡身心的方法。

古人的智慧是很高的，起名字也很讲究，"易筋经"属于中医导引术，顾名思义就是以中医的方式来指导锻炼的技术。而"易筋经"本身就包含了"易换筋络得到健康的经书"的意思，强调了"易换"的重要性，也强调练了"筋"的重要性，而不是简单的练"肌肉"。筋膜需要气的灌注，气的源泉在于腹部有力。用简简单单几个字概括练习易筋经的原理就是"腹部丹田有力气而内壮，灌注至四肢百骸而利健康"。研究易筋经十二式我们会发现，大部分词语是"定心""息气""心平气静""足趾拄地""调息觉心安""两拳回收""用力""力周腿肋""用力收回""十指用力，腿直""两膀用力"等，最后工尾势则强调了盘腿静坐。总结起来，就是要围绕腹部的内气激发而灌注力气至四肢末端，通畅周身筋络和气血，围绕脊柱平衡的原理去拉伸。其强调的是运力气的方法，而不是外在姿势的标准性，这样就避免了一味追求外在姿势的标准而导致拉伤或者扭伤等问题的发生。所以，对于易筋经功法和静坐，老年人结合自身状态练习可以养生，而年轻人也可以健体。

有人喜欢跑步，有人喜欢八段锦，有人喜欢太极，也有人喜欢游泳，其实，易筋经功法和静坐就像理科里的基础数学一样，强调的只是身心平衡的方法。早期易筋经没有规定某种标准姿势，强调的是"内在能量的充足"和"四肢末端血气的通畅"，只要腹部丹田气血充足，五脏六腑功能好，再导引气血至四肢末端顺畅，就是最好的身心健康。那为什么有人跑步、游泳后，也会出现颈椎病和腰肌劳损？这是因为躯体失衡了！而易筋经和静坐是训练平衡身心的核心方法，易筋经动作提高了协调性，静坐中感觉到了力气的平衡，那么，再去做其他运动就不容易因为失衡而产生劳损了。

定时实践易筋经功法和静坐，就像吃饭睡觉一样会自然而然地变成一种生活状态，每一次练习就是一次调整身心至平衡状态的机会，这样就会产生一种由衷的愉悦感，没有负担和压力，用最少的能量维护身心的平衡健康。

书里有我对易筋经原文的解释和体会，就是为了让大家一目了然知道易筋经的意义在哪里。大家不需要争执哪个版本易筋经最正宗，哪个版本易筋经是标准，按照达摩祖师的禅意，标准在各自的感悟中，只要有利于身心健康的就是标准的，即是心相印证法。

大家看我的书，为什么相信我写的？看了又能学到什么？第一，我是一名中医骨科医生，写书是基于医学的态度来写，实事求是地写。第二，我是自身实践近十年后，得出了感悟而分享，无论自身状态还是手法按摩功力技术都能证明这点。第三，考虑到新学者还不熟悉，书里结合易筋经十二式，加上了个人实践图片和运力气模式的解释，以供模仿学习，简单易懂。第四，详细描写了图片中动作的细节过程，有利于让实践者观摩后找到感觉。第五，学好易筋经功法，可练习易筋保健手法，在没有风险的情况下帮助家人按摩保健，符合健康中国之路的治未病理念。

静坐是非常重要的一个过程。第一，静坐入门后，丹田有气而聚，有利于平衡脊柱而修复脊柱劳损，我的颈椎疼痛就是练习静坐后逐步消失的。第二，静坐的历史悠久，如今办公族都是久坐成疾，如果学好了静坐功法，就不容易久坐生病了。静坐强调了内观呼吸和内力平衡法，其实，就是一门内在的运动，只是外表姿势是相对静止的。如果平时锻炼静坐，那么工作中自然就会利用锻炼的感觉来自觉平衡身体，减少了各种劳损的风险。第三，在易筋经十二式工尾势中特别强调，需盘腿静坐调息，练习易筋经十二式是激发腹部能量并将它导引至周身四肢，收功时静坐可将外在能量回收至腹部丹田，就好像弹簧被拉伸后，必须回缩才能回归正常状态。若不然，腹部能量不足而易生病。第四，静坐也是禅修的方式之一，有些病是无法根治的，通过静坐禅，容易入静而安，有利于健康。

当然，从修行方面来说，静坐不仅能强身健体，更是为了得到身心平衡。但是，得到身心平衡只是静坐的第一步，如果这一步都做不到，修行的意义在哪里？所以，平衡的方法就是力气相随去导引足矣。

每个人结合理论后实践都有各自的感悟，只要符合易筋经和静坐健身理论的精髓原理，外在动作上存在点差异是可理解的，也是正常的。比如，我把易筋经的"卧虎扑食势"演变成"手指抓地平板撑"，运力气模式都是将腹部丹田灌注力量至手指，动作姿势虽然变了，但其实增加了功力，也就提高了按摩的手指内劲。又比如，我把双腿立定并拢膝关节作为重点，这样有利于平衡骨盆，缓解腰肌劳损。

希望本书能给你带来些许帮助。

编者

2021年于羊城

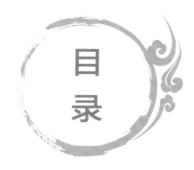

目录

上篇　易筋篇

中篇　静坐篇

易者，乃阴阳之道也，易即变化之易也。易之变化，虽存乎阴阳，而阴阳之变化实有存乎人。弄壶中之日月，博掌上之阴阳。故二竖系之在人，无不可易。所以为虚为实者易之，为寒为暑者易之，为刚为柔者易之，为静为动者易之，高下者易其升降，先后者易其缓急，顺逆者易其往来。危者易之安，乱者易之治，祸者易之福，亡者易之存。气数者，可以易之挽回；天地者，可以易之反覆。何莫非易之功也？至若人身之筋骨，岂不可以易之哉？

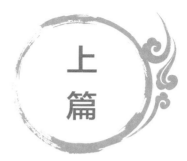

上篇

易筋篇

第一章

《易筋经》部分原文释义

第一节 总 论

🐎 原文

佛祖大意，谓登正果者，初基有二，一曰清虚，一曰脱换。

【译文】

佛祖说经书的主旨是告诉大家，若要取得正果，初步修炼的基础可以从两个方面入手，一是寻找心灵上的清虚安静，二是脱胎换骨般锻炼好身体的气血筋骨。正果，就是达到身心健康的最高境界。

🐎 原文

能清虚则无障，能脱胎则无碍。无障无碍，始可入定出定亦。知乎此，则进道有其基亦。

所云清虚者，洗髓是也。脱换者易筋是也。

【译文】

能够保持心灵上的清静虚空状态，方可不受外在的迷惑，体验到和自然融为一体的逍遥自在感，锻炼到真正脱胎换骨般的健康身体，那么精进修行的大道就畅通无阻了。达到了身心的安康，才可以禅定中自由出入而无障碍，明白了这点，那么进一步得道修炼就有根基了。这里谈的清虚概念，就是后面说的洗髓功。脱换概念，就是筋骨强大的功法。

【体会】

清虚就是脊柱里有足够的气血能量，当心灵安静了、思想集中了，就激发了脊柱内部的气血功能。脱换易筋，协调加强脊柱周围韧带和软组织的运动功能。

原文

其洗髓之说，谓人之生感于情欲，一落有形之身，而脏腑肢骸悉为滓秽所染，必洗涤净，无一毫之瑕障。方可步入超凡入圣之门。

【译文】

洗髓经提到，每个人都会因为情志和欲望而限制了思想观念，而五脏六腑、四肢百骸也会受影响，必须通过锻炼清除，成为毫无瑕疵和淤阻障碍的地方，才可以步入超凡脱俗的大门。

原文

不由此，则进道无基。所言洗髓者，欲清其内，易筋者，欲坚其外。如果能内清净外坚固，登寿域在反掌之间耳，何患无成。

【译文】

不经过这些过程，进一步修炼就没有根基。所说的洗髓方面，目的是清空心灵内的杂念，易换筋络的目的是坚固身体外在的四肢百骸。如果能够让心灵内清静，躯体外筋骨坚固，登入长寿的领域易如反掌，又有什么好担心的呢？

【体会】

我个人认为，这和中医的情志健康观念是一致的，一旦情志失调，就容易导致五脏六腑的功能异常，气血运行不畅而致病。情志稳定和平，心气足则阳气升达。易筋就是锻炼筋骨来平衡稳定躯体脊柱的变化过程。情志正常，脊柱稳健，筋络活动功能好，这就是健康长寿的基础。

🐎 原文

且云：易筋者，谓人身之筋骨，由胎禀而受之。有筋弛者，筋挛者，筋靡者，筋弱者，筋缩者，筋壮者，筋舒者，筋劲者，筋和者，种种不一，悉有胎禀。

【译文】

说到易筋这件事，就好比每个人身上的筋骨，都是从受孕开始禀受先天之气，和遗传有关。有的人天生筋松弛而无力，有的人则是筋挛紧而卷曲，有的人是筋细腻而靡散，有的人是筋弱而松垮，有的人是筋缩而僵硬，有的人天生筋壮而有气，有的人筋舒展而柔软，有的人筋劲而有力，有的人筋平和而健康，各种不一样的筋都是由天生禀赋而定的。

🐎 原文

如筋弛则病，筋挛则瘦，筋靡则痿，筋弱则懈，筋缩则亡，筋壮则强，筋舒则长，筋劲则刚，筋和则康。

【译文】

比如筋松弛就容易生病，筋挛紧就容易瘦弱，筋靡散就容易得痿症，筋软弱就容易松垮，筋缩容易僵硬甚至导致死亡，筋壮的就身体强壮，筋舒展的就容易拉长韧带，筋劲的一般就刚猛有力，筋平和的就安康稳健。

【体会】

我个人认为，筋骨的特质确实和天生遗传有关，但也和后天锻炼有关。所以，无论遗传怎么样的筋骨，只要后天坚持正确的锻炼，都可以往健康的方向易换筋骨而发展。如小腿后腓肠肌松弛无力，中医考虑肾气不足，通过拉筋锻炼，小腿有力气后，身体也强壮健康了。有些筋挛紧的，其实就是脂肪不足而瘦弱，也是脾胃功能不足导致的，通过揉腹补气血、促进脾胃的消化功能，可以改善。有筋细腻靡散的，就如中医的痿病，就是身体免疫力低而出现肌肤糜烂破损，一旦脾胃功能好了，后天之气足则可恢复健康。或者有筋缩僵硬者，就像癫痫发作倒地那样。正常人是筋壮而气足强大，筋柔软舒张而易拉伸长，筋劲则刚而有力，筋平和正常则安康。

🐾 原文

若其人，内无清虚而有障，外无坚固而有碍，岂许入道哉？故入道，莫先于易筋以坚其体，壮内以助其外，否则道亦难期。

【译文】

如果一个人内在心灵杂念繁生而屏蔽了正确的信念，外在筋骨不够坚固而活动受阻碍，那又怎么能锻炼好身体呢？所以，想要锻炼好身体，都需要先通过易其筋骨来坚固身体，再结合强大的内在信念辅助其外在的筋骨锻炼，否则难以达到预期的目标。

【体会】

我个人以为，体内五脏六腑浊气重而蒙蔽心窍，必然导致思想散漫。有研究表明，抑郁症是因体内有病变导致情绪压抑，而不是情绪不良导致，所以有些情绪不良的患者，坚持锻炼易筋经功法也能得到改善。一个人筋骨不坚固而活动不利，必然导致躯体不适而疼痛，疼痛容易产生不良情绪，还怎么安心锻炼？因此我提倡易筋打坐是修炼的第一步，是身体补充精、气、神的过程。易筋静坐必须坚固躯体的筋络，而要坚固躯体筋络，就必须基于骨骼生物力学原理构造进行正确的运力气模式，通过运力气协调平衡脊柱，脊柱稳定了，就有利于体内气血运行的通畅，锻炼好身心健康。有些人，以为易筋打坐只是一个外在的姿势而已，锻炼时只有"标准"的花架子，却没有足够的内在信念寻找正确的运力气方法去强筋健骨，自然达不到强身健体的效果。

🐎 原文

其所言易筋者，易之为言，大矣哉！易者乃阴阳之道也。易即变化之易也。易之变化，曷存乎阴阳，而阴阳之变化实存乎人。弄壶中之日月，搏掌上之阴阳，故二竖系之在人，无不可易。

【译文】

这里所说的易筋的"易"，用语言文字来描述它，所蕴藏的理论和意义非常博大精深！易，包含了此消彼长的阴阳之道。易，囊括了天地无穷变换。而易的变换，虽说是存在于阴阳平衡中变化转换，但阴阳的变化过程有时取决于人的信念。好像摆弄水壶中日月的影子一样悠闲自在，又像手掌翻转一样轻松简单，所以阴阳变化可以在人的掌控中，只要信念十足，没有不可易换的。

【体会】

我个人以为，这里强调了"易"字的丰富内涵，假如只用语言来表达，脱离实际的行动，再多的描述也写不完，因为"易"字包含了阴阳此消彼长的道理，所有关于阴阳平衡变化的东西都和"易"有关，但是，转变的过程是可以被人的信念和行动去掌控的。这就是为什么同样的锻炼静坐和易筋经功法，却有不同的效果和感受，因为每个人的信念和执行力都是不同的，必然有锻炼后效果的差别。但这种"差别"在人为努力中还可以继续改变，只要坚信自己，行动起来，必然可以往理想方向发展下去。

🐎 原文

所以为虚为实者，易之；为刚为柔者，易之；为静为动者，易之；高下者易其升降，后先者易其缓急，顺逆者易其注来，危者易之安，乱者易之治，祸者易之福，亡者易之存，气数者可以易之挽回，天地者可以易之反复，何莫非易之功也。

【译文】

所以有过虚的或者过实的，可以用变易的方法来改变；有过刚的或者过柔的，可以用变易的方法来改变；有过静的或者过动的，可以用变易的方法来改变。有高的或低的就用升降的方法来变动位置，有后的或先的就用缓急的办法来平衡距离，有顺的或逆的就用往来的办法来改变方向。危险的可以有办法变成安全的，无序的可以有办法整理好次序，灾祸可以想办法变成安福，消亡的可以找办法变化出来继续存在，气数有定但也可有办法去挽救，天地万物都可以通过改变而反复循环发展，没有哪个不是变易的功劳。

【体会】

我个人认为，一切不适合的"事物"都可以想办法去改变。举个例子，患者发现自己腰肌劳损出现腰部疼痛，首先应该进行正规治疗，用治疗的方法改变身体状态，这是第一次"易"。但后来发现腰肌劳损疼痛经常复发，那么患者就要反思为什么会反复出现腰肌劳损？根据学习和了解明白，一般都是腰部用力失衡导致，那么就要学会改变腰部用力的模式，这是第二次"易"。改变腰部用力后，确实好转了，但还是难以根治，继续寻找原因，那就是随着年龄增长而气血不足导致，那么就要学会锻炼如何充盈气血，开始练习静坐易筋功法，这是第三次"易"。针对锻炼中不断提高而出现的各种变化，还会有第四次、第五次的"易"。所有的方法不可能从一开始就是一成不变的，何为修炼，就是不断修正而更加完善的过程。

原文

至若人身之筋骨，岂不可以易之哉？！然筋人身之经络也，骨节之外，肌肉之内，四肢百骸，无处非筋，无经非络，联络周身，通行血脉，而为精神之外辅。如人手之能摄，足之能履通身之活泼灵动者，皆筋之挺然者也，岂可容其弛挛靡弱哉？而病瘦瘰瘫者又宁许其入道乎？佛祖以挽回斡旋之法，俾筋挛者易之以舒，筋弱者易之以强，筋弛者易之以和，筋缩者易之以长，筋靡者易之以壮，即绵泥之身可以立成铁石，何莫非易之功也，身之利也，圣之基也。此其一端耳。

【译文】

人身上的筋骨，是不是也可以通过方法而易变呢？！其实筋就是经络，在骨骼关节的外面，在全身肌肉的里面，四肢百骸，到处都有筋的存在。没有筋就没有经络，筋联络全身，利于血脉通畅，也是精、气、神体现在外的辅助形式。比如一个人的手可以拿东西，脚可以走路，全身都可以灵活而动，都是因为筋的挺拔有力，而又怎么能忍受筋的松弛、挛紧、糜烂、赢弱呢？一个筋有病变、瘦弱、瘘烂、松懈无力的人怎么才能易变呢？佛祖以挽回扭转局势的方法，使筋挛紧者易变成舒展的，筋软弱者易变成刚强的，筋松弛者易变成柔和的，筋缩短的易变成伸长的，筋靡散的易变成壮实的，即使是软绵无力的身体经过锻炼后，也可如铁石般刚强，哪一个不是易变的功劳？身体的健康，就是一切的根基。这只是易筋的一方面而已。

【体会】

我个人认为，这里说了两层意思，一是筋很重要，筋是每个人活动的基础条件，只有筋强壮，身体健康，才有进一步锻炼的根基。二是经络可以通过依照易筋经功法去锻炼而变易成刚强有力的，掌握"易"的方法是锻炼筋的条件。

🐎 **原文**

故阴阳为人之握也，而阴阳不得自为阴阳，人各成其人，而人勿为阴阳所罗。以血气之躯而易为金石之体，内无障，外无碍，始可入得定去，出得定来。然此着功夫，亦非细故也。而功有渐次，法有内外，气有运用，行有起止，至药物器制，节候岁月，饮食起居，始终各有证验。

【译文】

所以阴阳的转换可以人为掌控，但是不可以改变本身的阴阳，人是独立的个体，不要被阴阳的状态网罗约束住自己的变易。把血气之躯易换成金石一样坚挺的健康身体，内在心灵无杂念迷惑，外在躯体健康无妨碍，才可以达到更高的境界。然而这样的功夫，不是一两天就可以练成的。练功是个循序渐进的过程，锻炼方法也有内在心法和外在功法之分，行功也有起时和止时的区别。药物的使用方法、节气时间、饮食和起居方面需要注意的事情，自始至终都各自有其事实依据，而不是随意编写的。

【体会】

我个人认为，这里主要表达的意思有两点，第一，阴阳作为对立面，是可以转换的，但必须依靠人的意识。比如，颈项肌肉劳损的患者，他的病痛主要是颈项肌肉太紧了而导致气血运行不畅，继发炎症，此时需要把挛紧的韧带和肌肉转化为柔软。患者只要依据易筋经功法锻炼或者静坐放松等方法，即可使颈项部位易变成放松舒畅的状态，这就是人为地调整阴阳转换的过程。但是，如果患者不去主动改变，那么颈项的肌肉是不会自己去改变紧张度的。这说明，一个人的主动性观念很重要。第二，要掌握"易变"成健康身体的功夫，必须根据正确的方法并结合现实情况去实践，在实践中细细体会功夫的内涵，易筋经只是告知大家基本的方法和理论，看懂了就必须坚持在实践中体会，方可理解验证易筋经。比如，卧虎扑食势的动作，先模仿姿势去锻炼，可以感觉到身体的变化，再结合身体变化的感悟，加强力气的运用和调节，哪里需灌注气加力量？哪里只加意念而放空？体验又慢慢不同了。然后改变掌指的细节动作，又锻炼了不同的部位，还可以辅助提高按摩技术等。这就是功夫的易变之道，需要结合各种条件去调节易换，高深的东西全在实践的感悟里，而不止是简单记住易筋经中的词语。

原文

入斯门者，宜先办信心，次立虔心，奋勇坚进，如法行持而不懈，自无不立跻圣域矣。

【译文】

想入门学好这功夫者，首先要建立好内心坚定的信念，然后带有虔诚认真的心态，鼓起勇气不怕困难坚持下去。如果按照所给的方法坚持不懈，自然可以达到很高的境界。

【体会】

我个人认为，这里主要强调学习的信念和态度，随便锻炼下动作肯定无法产生真正的效果。现实中我指导大家锻炼，有些人很认真，他们就告知我锻炼的体验感，那么我就可以依据反馈给出进一步指导，很快就能达到一定的健身效果。而有些人做动作心不在焉，也没有把感觉反馈给我，自然练不出强身健体的效果，然后就否定易筋经的功效。我刚接触易筋经时，就告诫自己一定要好好学，易筋经传播了那么久，肯定有它存在的理由。而流传下来的各种版本，虽然总体上理论和功法是一致的，但每个人在抄写中都融入了自己的感悟。假如练不好，肯定是方法不对，需要进一步结合实践感悟去改变！就这样，一步步坚持锻炼，我才初有小成，同时也提高了自己的按摩保健手法技术。

第二节 膜 论

原文

夫人之一身，内而五脏六腑，外而四肢百骸；内而精气与神，外而筋骨与肉，共成一身也。如脏腑之外，筋骨主之，筋骨之外，肌肉主之；肌肉之内，血脉主之，周身上下，动摇活泼者，此又主之于气也。是故修养之功，全在培养血气者，为大要也。即如天之生物，亦各随阴阳之所至而百物生焉，况于人生乎？况于修炼乎？且夫精气神为无形之物也，筋骨肉乃有形之身也，此法必先炼有形者为无形之佐，培无形者为有形之辅，是一而二，二而一者也。

【译文】

一个人的体内有五脏六腑，体外有四肢百骸；内在的是精、气、神，外在的是筋、骨、肉，共同构成一个人完整的身体。脏腑的外面，由筋骨主导；筋骨的外面，由肌肉支配；肌肉的里面，由血脉主导，浑身上下可灵活摇摆运动，这又由气主导着。所以修炼养生的功法，主要是培养血气。就像大自然中的生命体，也各自随着阴阳变化所处的规律而生化万物，何况是生命变化过程？其实都离不开阴阳变易之道。再者，精、气、神是无形的物质，筋、骨、肉乃有形的身体，易筋经必须先从锻炼有形的筋、骨、肉来为无形的精、气、神提供基础，而培养无形的精、气、神又为有形的筋、骨、肉提供帮助。一个完整的锻炼体系分为有形的和无形的，从不同侧重点入手而达到构成一个完整的锻炼体系。

【体会】

我个人认为，这里展示易筋经修炼的要理就是培养气血。而收功后必须盘腿静坐的目的就是培养丹田的力气，把其聚集起来。易筋经十二式功法把丹田之气导引至四肢百骸，充盈周身，如锻炼后不盘腿静坐聚气丹田，就容易导致丹田气不足而损害五脏六腑。这里提到，一个完整的锻炼体系既包括有形的筋、骨、肉的锻炼，又包括无形的精、气、神的锻炼，其中过程之一就是精、气、神化力气推动血，血运行于筋、骨、肉中而促进身体健康。另一个过程是通过导引动作加强血脉运行于筋骨肉内，则膜起而存气，增加了气的储备量。后面的揉法也是培养内壮之气血的方法。所以，易筋经重点其实是以修炼丹田之气为核心，再导引四肢百骸易换筋骨为目标，那么，盘腿静坐就显得极为重要了。但两种过程要从不同侧重点入手，易筋经十二式也是古人为了方便初学者入门而慢慢总结出来的动作，就是让初学者从模仿有形的动作开始锻炼，培养无形的精、气、神，再通过盘腿静坐的方式加强精、气、神的锻炼。这也是本书为什么重点介绍静坐，一是静坐得到了古代各方名人的高度认可，二是静坐是易筋经锻炼气血的核心和基本方法之一。

🐎 原文

若专培无形而弃有形，则不可。专炼有形而弃无形，更不可。所以有形之身必得无形之气相倚，而不相违，乃成不坏之体。设相违而不相倚，则有形者亦化而无形矣。是故炼筋必须炼膜，炼膜必须炼气。然而炼筋易而炼膜难，炼膜难而炼气更难也。先从极难极乱处立定脚跟，后向不动不摇处认斯真法。

【译文】

假如专门锻炼培养无形的气而丢弃了对有形肉体的锻炼，是不可以的。专门锻炼有形的机体而丢弃了对无形之气的锻炼，更加不可以。有形的躯体必须得到无形的气的濡养而相互依存，而不是互相违背，只有一起锻炼才能有好身体。假设互相违背而不相互辅助依存，那么有形的东西也会变化消失。所以练筋就必须练膜，练膜就必须练气。然而练筋容易，练膜难，练气就更加难。先从最难、最凌乱的练气方面去坚定心神，站住脚跟，然后再坚定不移地思考修炼的方法。

【体会】

我个人认为，锻炼须始于练气，但练气必须结合强筋骨的易换功法一起。比如有人静坐后出现腰腿痛，原因就是他只通过静坐来练气，没有从脊柱平衡和筋骨稳定的姿势方面结合起来锻炼。假如专门锻炼有形的筋、骨、肉而舍弃了对无形的精、气、神的修炼，是不可以。举个例子，有些人运动过量了导致五脏六腑出现疾病，甚至猝死，就是因为只重视锻炼骨骼肌肉的力量，而忽视了易筋静心、静坐锻炼，导致五脏六腑里长期内气不足而患病。所以，通过静坐锻炼丹田聚气是很重要的功法，但又必须基于筋骨的稳健来保持正确的静坐姿势。只有合二为一的整体锻炼模式，才可以锻炼出好身体。练筋骨就必须练膜，练膜就必须练气，所以，我提出"力气相随"是练易筋经十二式功法的实践理论之一，基于灌注力而得运气，思想集中运气，促进发力，这样模仿十二式做动作就是易筋经入门的开启。初学者从静坐中找到气感去修炼是有一定难度的，但先从静坐中体验腹部丹田的聚气感，然后再凭借感悟发力，就可把腹部丹田之气通过灌注力达至四肢百骸，这样就可以在实践中慢慢掌握锻炼的方法。

原文

务培其元气，守其中气，保其正气，获其肾气，养其肝气，调其肺气，理其脾气，升其清气，降其浊气，闭其邪恶不正之气，勿伤于气，勿逆于气，勿忧思悲怒以损其气。使气清而平，平而和，和而畅达，能行于筋，串于膜，以至通身灵动，无处不行，无处不到。气至则膜起，气行则膜张。能起能张，则膜与筋齐坚固矣。

【译文】

一定要先培养元气，守住中气，保护正气，获得肾气，养好肝气，调和肺气，理顺脾气，升清，降浊，化去邪恶不正的气，但不能损伤了气，也不能逆阻了气，不能让忧思悲怒的情志伤气。要使气清轻而平稳，平稳就和顺，和顺则气机畅达，气就可以行走于筋，流窜于膜，以至于全身可灵活运动，那么气就没有不能行走的地方，没有不可到达的地方。气到达的部位，膜就可腾起来，气行走流动起来的部位，膜就可扩张开。在持续力气的灌注下，膜可以腾起来又可以扩张开，那么膜与筋就可以一齐达到坚固。

【体会】

我个人认为，这里其实明确了易筋经功法锻炼的方法，第一，先静坐，通过揉腹等方法聚气，培养元气，守住中气，培养五脏六腑之气。第二，静坐修心，保持情志正常，使气机顺畅通达全身。第三，也是很重要的一点，这里明确写到"力气到的部位，膜就会慢慢腾起来，假如持续灌注力气，使力气相随而在某部位流动起来，那么膜就可以扩张开，坚持下去就能达到筋膜一齐坚固"。易筋经功法十二式姿势，基本上都有"定气观息，灌注力气，拄地，指掌力"的描述，就是强调从腹部发力气，灌注导引至周身和四肢的锻炼过程。第四，易筋经功法的心法关键在于静坐并揉腹聚气，然后是腹部发力做各种动作导引至外周。

🐎 **原文**

如炼筋不炼膜，而膜无所主；炼膜不炼筋，而膜无所依。炼筋炼膜而不炼气，而筋膜泥而不起；炼气而不炼筋膜，而气瘘而不能宣达流串（窜）于筋络。气不能流串（窜），则筋不能坚固，此所谓参互其用，错综其道也。俟炼至筋起之后，必宜倍加功力，务使周身之膜皆能腾起，与筋齐坚着于皮，固于内，始为子母各当。否则筋坚无助，比如植物无土培养，岂曰全功也哉？！

【译文】

假如只练筋而不练膜，那么膜就没有被主导；只练膜而不练筋，那么膜也没有依附的地方。假如只练筋膜而不练气，那么筋膜就会像烂泥一样无力腾起；只练气而不练筋膜，那么气就会漏走而不能宣散畅达流窜于筋膜。如果气不能流动串起来，那么筋就不能坚固起来，这就是所谓的气、筋、膜三者之间的相互作用的关系，错综复杂的道理所在。故练筋后，必须继续加倍努力，务必使全身的膜都能腾起有力，和筋一起坚实于皮下，稳固于体内，正是修炼中子母各当、互为辅助的过程。否则筋虽然坚固，但没有辅助它锻炼的东西，那么就像种植物却没有土去培养一样，怎么可以说是全面的修炼功夫呢！

【体会】

我个人认为，这里强调练功必须结合筋、膜、气三者一起锻炼。从腹部聚气开始，再从腹部发力出来，随意念灌注力气至四肢百骸，力气至筋，膜起而存气，气存于筋膜而增强筋膜之力，坚持灌力气，就保持了筋膜的气足而坚固。所以，易筋经十二式就是发功导引而强筋骨，盘腿静坐就是收功聚气而锻炼。

原文

般刺密谛曰：此篇言易筋以炼膜为先，炼膜以炼气为主。然此膜人多不识，不可为脂膜之膜，乃筋膜之膜也。脂膜腔中物也！筋膜骨外物也。筋则联络肢骸，膜则包贴骸骨。筋与膜较，膜软于筋，肉与膜较，膜劲于肉，膜居肉之内，骨之外，包骨衬肉之物也。其状若此，行此功者，必使气串于膜间，护其骨，壮其筋，合为一体，乃曰全功。

【译文】

般刺密谛说：这篇文章谈锻炼筋要以锻炼膜为出发点，练膜要以练气为主要目的。然而很多人不清楚膜的概念，它不是脂肪样的膜，而是筋膜的膜。脂膜是腔中的东西，筋膜的膜是附着于骨骼上的外在东西。筋联络机体骨骼关节，膜是包贴骨骼表层的东西。筋和膜比较，膜比筋柔软；肉和膜比较，膜比肉更加有劲，膜在肌肉里面，骨骼外面，是一种包囊骨骼、附着于肌肉的物体。它的状态是这样的，所以练习这功法的人，必须使气流动于膜间，保护骨骼，强壮筋，合为一体的修炼，才是完整的功法。

【体会】

我个人以为，这里谈论了膜的概念，在实践上需要"全心贯注于锻炼的部位"而运力气。举个例子，下蹲姿势锻炼膝关节，只有注意力高度集中，方可使气在膝关节的膜间流动，从而锻炼了筋膜和气，下蹲锻炼中也就保护了膝关节，避免磨损。假如不专注体验膝关节运力气的过程，只是做随意蹲起动作，只靠肌肉收缩用力，导致气不能流动进入筋膜，那么筋膜无力保护骨关节，运动中就会导致膝关节进一步磨损受伤！所以，正确灌注力气和集中注意力有非常大的关联性。

第三节 内 壮 论

原文

内与外对，壮与衰对。壮与衰较，壮可久也。内与外较，外忽略也。内壮言坚，外壮言勇，坚而能勇是真勇也，勇而能坚是真坚也，坚坚勇勇，勇勇坚坚，乃成万劫不化之身，方是金刚之体矣。

【译文】

身体内在即五脏六腑之气血，身体外在即躯干和四肢，身体有强壮和衰弱的对比。强壮和衰弱比，身体强壮可持久健康。内在和外在比，外在可以忽略而不是主要的。内在强壮叫作坚实，外在的强壮叫作勇猛，在内在坚实的基础上又能外在勇猛才是真正的勇猛，在外在勇猛的基础上又能内在坚实才是真正的坚实。只有坚中有勇，勇中有坚，坚勇兼备才可成金刚之身。

【体会】

我个人认为，这里主要谈五脏六腑的气血和周身四肢的筋、骨、肉的重要性。平时锻炼身体时，不要在疲劳中过度锻炼，否则，虽然强大了外在肌肉，但必然损伤内在脏腑。只有精、气、神足够充盈五脏六腑后，再锻炼筋骨，才是正道。

🐎 原文

凡炼内壮，其则有三：一曰守此中道，守中者，专于积气也。积气者，专于眼耳鼻舌身意也。其下手之要，妙于用揉，其法详后。凡揉之时，宜解襟仰卧，手撑着处，其一掌下胸腹之间，即名曰中。惟此中乃存气之地，应须守之。守之之法，在乎含其眼光，凝其耳韵，均其鼻息，缄其口气，逸其身劳，锁其意弛，四肢不动，一念冥心，先存想其中道，后绝其诸妄念，渐至如一不动，是名曰守，斯为合式。盖揉在于是，则一身之精气神俱注于是，久久积之，自成庚方一片矣。

【译文】

凡是锻炼内在气血的，其法则有三条：第一条叫守中之道法，守中的意思，专在于不断累积精气。累积精气，注意力需专注于眼、耳、鼻、舌等躯体的本体感。关键在于使用揉法，应用揉法时，应解开衣物仰卧，掌揉的地方，在胸腹交界处往下一手掌宽处，即名曰"中"的地方，仅有这里的中部才是存气的地方，应该守住这里。守住它的方法，在于眼光内敛，凝神不听，鼻息均匀，闭口含气，放空身体，思想集中，四肢不动，专心致志，心境宁静，先存想一个念头在脑中，其他的妄想念头自然会消失，渐渐进入身心合一的状态，这就是守法，就是正确的锻炼方法。掌揉在"中"的地方，一身的精气神就都会灌注到那里，久而久之这样积气，自成一片真正的内壮之部位。

【体会】

我个人认为，此守中的基本点是"放空全身"和"一念存其中道"。第一点通过控制眼、鼻、耳、口的状态来放空全身，比较好做到。第二点通过思想集中成一个念头，存想在中道部位，这点就比较难做到了，特别是初学者杂念繁多，更是无从着手去集中注意力存想中道。我通过实践体验总结出"集中思想在呼吸过程"的功法，应用到"椅子静坐法"中就是注意力只集中在整个呼吸的过程，任凭其他念头随其来随其去，不理会，也不动心，定心只集中呼吸的过程，慢慢就能集中注意力而没有了其他的妄想念头。这样守中后即可迅速恢复体内的精、气、神，乃自成庚方一片。

🐎 原文

设如杂念纷纭，弛想世务，神气随之而不凝，则虚其揉矣，何益之有。

【译文】

假设如果杂念纷飞芸芸，奔驰想象在世间事务中，精气神随着杂念跑而不能凝聚，那么徒有揉法的动作而没有守中积气的实际效果，哪有什么益处呢？

【体会】

我个人认为，这就是为什么大家同样模仿易筋经的动作锻炼，不同的人有不同效果，因为配合心法的运用过程决定了锻炼的益处大小。

原文

二曰，勿他想，人身之中，精气神血不能自主，悉听于意，意行则行，意止则止。守中之时，意随掌下，是为合式。若或弛意于各肢，其所凝积精气与神，随即走散于各肢，即成外壮，而非内壮矣。揉而不积，又虚其揉矣，有何益哉。

【译文】

不要有任何杂念，人体内精、气、神和气血都不能自我主导，全部跟随意念导引，意念行则顺意行，意念止则同时止行而不能自主。守中的时候，意念随着掌下而运行，是为意和气相融合的最佳功法。倘若此时意念奔驰于四肢，那么脏腑所凝聚累积的精、气、神，随即跟着意念散于肢体，即变成了外在机体的强壮，而不是强壮内在五脏六腑之精、气、神。揉而不能守中累积气，就是对内壮没有作用的白揉，对于练气来说毫无益处。

【体会】

我个人认为，这里就是描述在守中已经积气后，需要继续坚持集中注意力于掌下。不然，所积累的气就会随着杂念奔驰于四肢，只强壮了四肢，对于内壮就没有意义了。举个例子，在"椅子静坐法"的"观呼吸法"中，假如刚刚进入状态，刚开始聚积精、气、神去濡养脏腑，突然意念松懈了，那么精、气、神就会往外扩散，这时会突然子感觉头脑清晰，机体活动有力，但这只是暂时的，因为脏腑没有被充分濡养，慢慢又会产生疲惫感。假如控制意念坚持一段时间呼吸，充分聚气于腹部，等腹部积气满了，再顺其自然放空思想，这样就可以相对长久地恢复身心的精、气、神。

原文

三曰，待其充周。凡揉与守，所以积气，气既积矣精神气血脉悉皆附之。守之不弛，揉之且久，气惟中蕴而不旁溢，气积而力自积，气充而力自周。此气即孟子所谓，至大至刚，塞乎天地之间者，是吾浩然之气也。设未及充周，弛意外走，散于四肢，不惟外壮不全，而内壮亦属不坚，则两无是处矣。

【译文】

等待气充满周身。通过揉和守，就会不断积储气，气积储足了，精神血脉都会依附它。守住它防止外散奔驰，随着揉功持久，气就在中道储藏而不向旁边外散，气贮存足了，内劲力量自然也就积起来，待气充盈遍身后内力也随之累积在周身。这种气即是孟子所说的，无比的广大，无比的刚劲，充满于天地之间，是浩然之气也。假如积气还未自动充盈周身，奔驰的意念就会往外跑，使所积之气扩散到四肢，那么不但外壮不够坚勇，内壮也不够坚实，那么内壮和外壮都没有达到预期的效果。

【体会】

我个人认为，这里强调了一个重点，守中道必须"积气达到自动充盈至周身"。只有这样，才能达到锻炼内壮的目的，也有锻炼外壮的效果。比如，我练习易筋经十二式功法，时间充裕的时候，一般是先练习盘腿静坐，聚气丹田，气足则周身有力气感。然后继续练习易筋经十二式功法，导引气血来强筋壮骨。待锻炼完毕，再盘腿静坐，又积气丹田濡养内壮。

🐎 原文

般剌密谛曰：人之初生，本来原善。若为情欲杂念分去，则本来面目，一切抹倒。又为眼耳鼻舌身意，分损灵犀，蔽其慧性，以致不能悟道，所以达摩大师面壁少林九载者，是不纵耳目之欲也。耳目不为欲纵，猿马自被其锁绊矣。

【译文】

般剌密谛说：人刚出生的时候，身心都是完善的。假若被情欲和杂念分去心神，那么本来完美的状态就会被抹杀和颠倒。又分别被眼、耳、鼻、舌、身躯的各种感官欲望损害了心灵的悟性，屏蔽了智慧本性，以至于不能悟道。所以达摩大师在少林寺面壁九年，收敛身心，就是为了不放纵耳目的欲望。耳目没有被欲望诱惑到放纵自己，心猿意马的杂念就自然被捆绑锁住了。

【体会】

我个人认为，必须控制欲望方可潜心锻炼。

原文

故达摩大师得斯真法，始能只履西归，而登正果也。此篇乃达摩佛祖心印，先基真法，在守中一句，其用在含其眼光七句。若能如法行之，则昼愚必明，昼柔必强，极乐世界，可立而登矣。

【译文】

所以达摩大师证得真法，才能留下一只鞋子而归西得到正果。这篇文章是达摩佛祖以心相印证的传授，先奠定基础的修真之法在"守中"一句话，具体方法是"含其眼光，凝其耳韵，均其鼻息，缄其口气，逸其身劳，锁其意弛，四肢不动，一念冥心"。假若我们能依照此功法锻炼，那么即使愚昧的人也可以明心，即使柔弱的人也可以强壮，那身心健康的状态，就很容易达到。

【体会】

我个人认为，这里说"心印"，即"以心相印证"。我们跟随易筋经锻炼功法，并不是强调阅读背诵大量的文字，主要还是靠感悟易筋经的本义去实践锻炼，其中重点先在于"守中"，等积气后，再具体依据"含其眼光"等方法去锻炼即可。易筋经的概念就是这几点："内壮和外壮，练气强内，练筋膜强外，练气就是守中道，可静坐可揉法，炼筋膜就是易换拉筋"。

第四节 揉 法

原文

夫揉之为用，意在磨砺其筋骨也。磨砺者，即揉之谓也。其法有三段，每段百日。

【译文】

揉法的作用意义在于磨炼一个人的筋骨。磨炼，就是揉法的称谓。这功法有三段，每段要锻炼一百天。

原文

一曰：揉有节侯。如春月起功，功行之时，恐有春寒，难以裸体，只可解开襟，次行于二月中旬，取天道渐和，方能现身下功，渐暖乃为通，便任意可行也。

【译文】

揉法行功要注意时节。如春月开始练功，锻炼的时候，恐怕有春寒，很难裸身锻炼，只可以解开上衣，等到二月中旬天气渐暖和，才可以脱衣物锻炼，越暖和阳气越通畅，便可以随意裸身锻炼了。

原文

二曰，揉有定式。人之一身，右气左血，凡揉之法，宜从身右推向于左，是取推气入于血分，令其通融。又取胃居于右，揉令胃宽，能多纳气。又取揉者，右掌有力，用而不劳。

【译文】

揉法有其固定的方式。人的身体，右气左血，凡是揉法，都应该从身体右侧推向左侧，是选取推动气入血分，令气血通融而强身。又如选取胃居住的右侧，揉法令气入胃而宽，胃气足而消化能力强。又如选取揉法的人，右掌有力，频繁使用也不觉得疲劳。

🐎 原文

三曰：揉宜轻浅。凡揉之法，虽曰人功，宜法天义，天地生物，渐次不骤，气至自生，侯至物成。揉若法之，但取推荡，涂涂来注，勿重勿深，久久自得，是为合式。设令太重，必伤皮肤，恐生斑痱。深则伤于肌肉筋膜，恐生热肿，不可不慎。

【译文】

揉法应注意轻重和深浅。揉法虽说是人为的功法，也应该效法天道自然的法则，天地万物生长，都是循序渐进的过程而不是骤然而成，气足了自然生化，节候到了万物则成长。刚开始只推动摇荡腹部，再慢慢来往反复揉，不能太重，不能太深，久而久之自然有心得，这就是符合实际规律的揉法。假设揉法太重，必然伤到皮肤，皮下瘀血而出现斑块；揉法太深，容易伤到肌肉筋膜，导致肿胀热痛，这是需要注意的地方。

【体会】

我个人认为，此法主要是谈怎么样揉腹部而守中道，前面内壮篇谈过"意随掌下"而积气，那么，揉法需要注意以下几点：第一，注意保暖；第二，建议用右手从右侧到左侧推动腹部；第三，控制好力量。我结合实践经验感悟，其实是可以双手同时控制力度，全方位揉腹部。临床上，在拉筋康复动作中，也经常双手揉腹部后，再根据情况做拉筋动作。这样锻炼拉筋，康复保健效果很好。

第二章

《易筋经》十二图势详解

导引术是我国古代的呼吸运动与肢体运动相结合的一种健康养生方法，和中国传统医学中的"养生主静"是并行的。而易筋经就是一门中医导引术。

中国传统文化的特点使得导引术在发展演变的过程中，不可避免掺杂着儒、释、道的思想。佛教从魏晋时代开始进入中国，就一直与中国传统的儒家、道家不断地冲突，又不断地融合，影响了中国传统文化，特别是到了三教合流完成的时代——明朝。随着道家内丹术的愈发盛行，加上不可避免地受到儒家、佛家思想的影响，形成了儒、释、道三家合一的思潮。

导引术最早出自医家的理论，也曾经被医家发挥得淋漓尽致，并且在隋唐时期发展达到了顶峰。但在宋朝以后，导引术开始被儒、释、道诸家借鉴改编，更换名字成了各种功法，于明清时期在民间得到了深远传播，普及得非常广泛。甚至在中国古代传统武术中，也能看到导引术的影子。中国古代传统武术和导引术的融合，是中国古代传统武术发展的一个里程碑。

易筋经是源自中国传统医学中的导引术，这种内外兼修的导引术强身法，和中国传统医学中的"养生主静"思想是并行的。通过肢体的运动，以易筋强骨。通过呼吸的调整，意念的集中，以静心安神。经常勤加练习，使得形神合一，可以达到很好的养生保健之效。

从《易筋经》命名来看。"易"，有"变易、变化、变换"的意思，也就是取自中国传统文化中自然哲学与人文实践的理论根源《易经》中的"易"字。就是将丹田内的能量通过各种姿势灌注到四肢百骸的过程，从而通过能量的传递拉伸韧带，增加韧带的柔性和力量，也就是"变易、变化、变换"的锻炼过程。

《周易·系辞上》记载：

生生之谓易。阴阳转易已成化生。

易，就是变化的总名。

在《易筋经·总论》中，也是这样描述的：

易者，乃阴阳之道也，易即变化之易也。易之变化，虽存乎阴阳，而阴阳之变化实有存乎人。弄壶中之日月，博掌上之阴阳。故二竖系之在人，无不可易。所以为虚为实者易之，为寒为暑者易之，为刚为柔者易之，为静为动者易之。高下者易其升降，先后者易其缓急，顺逆者易其往来。危者易之安，乱者易之治，祸者易之福，亡者易之存。气数者，可以易之挽回；天地者，可以易之反覆。何莫非易之功也？至若人身之筋骨，岂不可以易之哉？

后世广为流传的《易筋经》标志性功法"易筋经十二图势"，学术界一般认为最早见于来章氏辑本衙藏版《易筋经》。清朝咸丰年间的医家潘霨，根据各种医学书籍增删而成《卫生要术》，其中就收录了"易筋经十二图势"。

易筋经十二图势在早期的《易筋经》版本中，并没有出现。随着《易筋经》的内容不断被增加演绎，出现"十二图势"是情理之中的必然。

以下介绍的是来章氏《易筋经》里的十二图势。

韦驮献杵第一势

● 定心息气，身体立定，
两手如拱，心存静极。

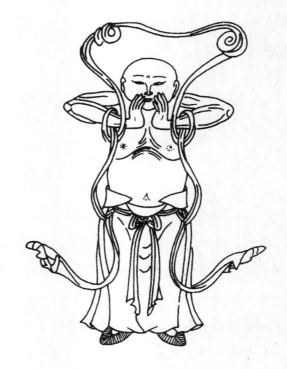

韦驮献杵第二势

● 保持姿势后，一吸一呼三次，
每次增力，鼻深呼吸直达小腹
下，松颈松腰，提肛收腹。

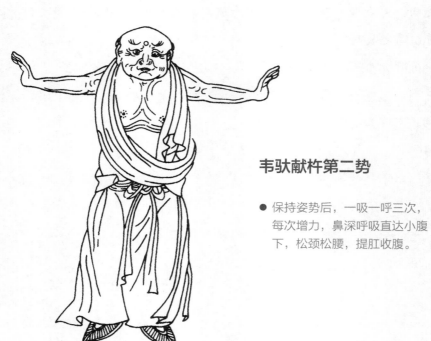

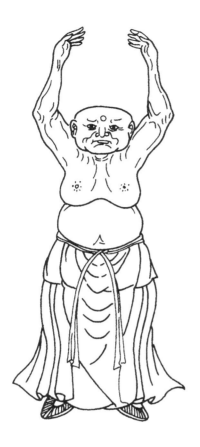

韦驮献杵第三势

- 掌托天门目上观，足尖着地立身端，力周腿肋浑如植，咬紧牙关不放宽，舌可生津将腭抵，鼻能调息觉心安，两拳缓缓收回处，用力还将挟重看。

摘星换斗势

- 单手高举，掌须下覆，目注两掌，吸气不呼，鼻息调匀，用力收回，左右同之。

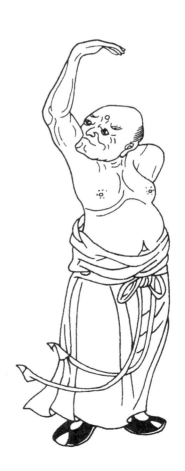

出爪亮翅势

● 掌向上，分足，指拄地，两胁
用力，并脚，立直，鼻息调
匀，目观天门，牙咬，舌抵上
腭，十指用力，腿直，两拳收
回，如挟物然。

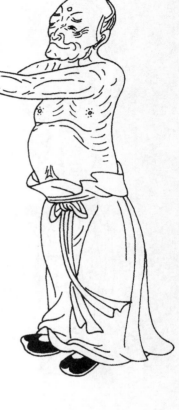

倒拽九牛尾势

● 小腹运气空松，前
跪，后腿伸直，二目
观拳，两膀用力。

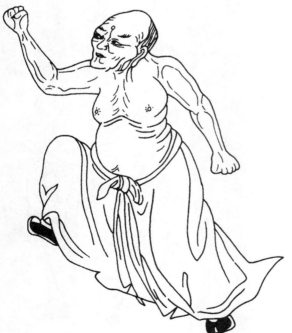

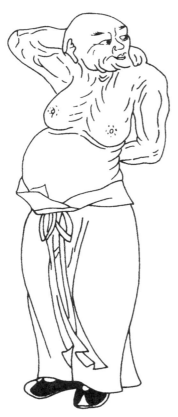

九鬼拔马刀势

● 单膀用力夹抱颈项，自头收回，鼻息调匀，两膝立直，左右同之。

三盘落地势

● 目注牙呲，舌抵上腭，睛瞪口裂，两腿分跪，两手用力抓地，反掌托起，如托千金，两腿收直。

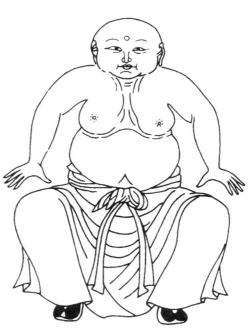

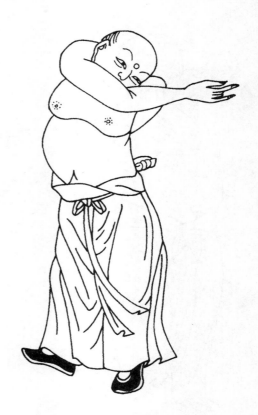

青龙探爪势

● 肩背用力，平掌探出，
至地围收，两目注平。

卧虎扑食势

● 膀背十指用力，两足蹲开，
前跪后直，十指拄地，腰平
头昂，胸向前探，鼻息调
匀，左右同之。

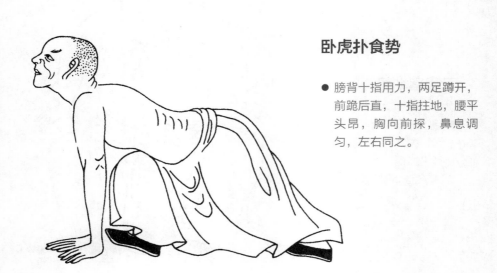

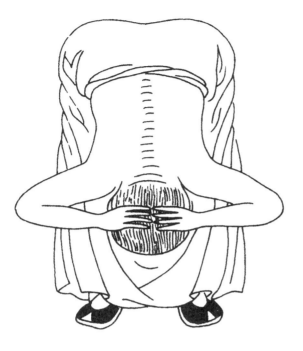

打躬势

- 两肘用力夹抱后脑，头前用力探出，牙咬，舌抵上腭，躬身低头至腿，两耳掩紧，鼻息调匀。

工尾势

- 膝直膀伸躬鞠，两手交推至地，头昂目注，鼻息调匀，徐徐取入，脚跟顿地二十一次，左右膀伸七次，盘膝静坐，口心相注，闭目调息，定静后起。

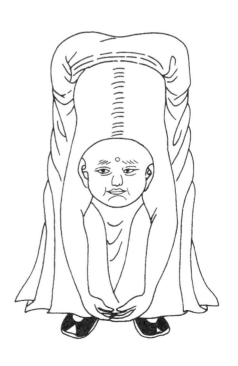

《易筋经》十二式动作实践经验释解

第一节　预备式

易筋经功法十二式没有描写预备式的姿势，但事实上，任何锻炼都应该有预备式和各种姿势间的衔接动作。十二式功法，是古人总结出来的基本动作，在基本动作上，我们可根据需要再改进，达到利于自我锻炼的目的。

1. 预备式定势

①气沉丹田，下肢立定，注意力集中在丹田。

②双手掌水平下压，伸直肘关节，腹部用力，提肛收腹聚气。

③姿势静定后，配合深层次腹式呼吸3次，感觉到丹田之力气聚起。

④呼入之气下沉丹田。

⑤双足趾抓地，手掌指灌力（见图3-1）。

此姿势启动任脉的曲骨、中极、关元3个穴位，姿势端正后，注意力集中在此3个穴位上定住，并且犹如腹部前方有能量从这3个穴位进入一样，跟随能量进入的感觉而提力气。一开始，感觉不明显，但是随着注意力的集中和吸气的增强，逐渐会产生有力气的感觉。

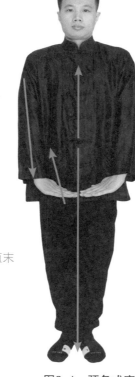

● 肘关节伸直前
臂向下压。

● 保持姿势后，一吸一
呼3次，每次增力，
鼻深呼吸直达小腹
下，松颈松腰，提肛
收腹。

● 五指并拢伸直末
端发力翘起。

● 双下肢伸直，并拢膝关
节，大腿发力，小腿用
力下压足趾抓地。

图3-1　预备式定势

椎状肌平时很难发力，但根据生物力学原理和中医气血理论分析，骨骼的固定点在耻骨联合、耻骨嵴，注意力集中在锥状肌上，感觉外在力从曲骨、中极、关元3个穴位进入时，其实就是在主动收缩椎状肌。椎状肌可以自控收缩后，不但稳定了耻骨联合，也有利于腹股沟韧带的有效拉伸，从腹部前面的底层肌肉开始稳定腹部。长期这样锻炼呼吸运力气，不但增加了腹部的肌肉力量，也起到了减肥瘦腹的效果。

2. 预备式起势

①此姿势是在预备式定势基础上，先反掌托起，此动作外在看起来只是双手掌对平托起，但实际上躯体里面的用力要求很重要。

②吸气收腹时，注意力集中在腰椎连接处（弓韧带），挺起胸廓，用力扩胸。

③姿势固定，在胸前一吸一呼增加力量，将膈肌抬起。

④收下颚，松肩颈，力量专注在膈肌。

⑤腰椎连接处前面（相当于脊柱的前柱）用力，感觉到腰背的支撑力扶住胸膈腔，头颈部放松。

⑥手掌指自主灌力，每呼吸一次，力量加深一次，以腰背连接处（弓韧带）为发力的定点，不断抬起收紧膈肌。

⑦提肛收腹，将丹田力气沿着督脉上提。

⑧一吸一呼3次，鼻子吸气，嘴巴呼气，吸气一次扩胸力量就增加一次，下肢站稳而定住身体，腹部空空如也，皆气之感（见图3-2）。

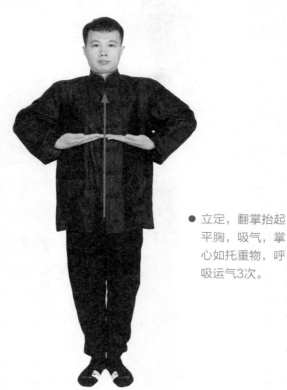

● 立定，翻掌抬起平胸，吸气，掌心如托重物，呼吸运气3次。

图3-2　预备式起势

此姿势刺激了胸腹内数条经络，为后续导引做好了准备，即将丹田之气引导至四肢百骸末端，让气血运行更加通畅。膈肌里的韧带中心腱在灌注力气下得到了很好拉伸收缩锻炼，而扩胸的同时，拉伸肋间内外肌和前锯肌，心肺部附近的肌肉韧带也随之被拉伸。自控力越强，整个胸腹的灵活度就增强，胸腹的灵活度越高，胸椎间稳定性越好，越有利于心肺功能的正常运行。

此时，肋骨间用力还能刺激足少阳胆经上的日月、京门等穴位，所以此动作有利于疏泄胆气。足厥阴肝经的期门、章门等穴位也在肋间胸腹交接附近，此动作也有利于肝气的疏泄。随着呼吸的调息，对肝胆之气有疏泄作用，犹如打开了胸腹之气的通道，有利于脏腑的气机运行。

此动作是十二式开始的起式，当预备式将力量汇聚丹田后，预备式起式就把丹田之气提升到胸部，保持随时激发出去的状态。

第二节　韦驮献杵第一势

1. 韦驮献杵第一势之标准势

①立定后，气沉丹田，双大腿内侧肌肉收紧，膝关节内侧靠拢合并。

②掌合拢，对压。

③足趾抓地，手指灌力（见图3-3）。

从预备式定势到起势，再到韦驮献杵第一势，是一个随着呼吸缓慢进行的连续动作，在每个动作开始前，一呼一吸3次。

易筋经版本众多，但核心理论基本一样，都是丹田之气疏导至四肢百骸，让全身气血通畅，同时在疏导时还拉伸了韧带，进一步加强了筋膜的锻炼，达到强身健体的效果。

立定时，刺激了足厥阴肝经的阴包、足五里、阴廉、急脉等穴位，以及足太阴脾经的血海、箕门、冲门、府舍等穴位，同时放松了足少阳胆经的环跳、风市、中渎、膝阳关等穴位。肝胆之气激发疏通，脾气更加顺畅，自然根基稳定。在胸前合掌运力气，胸大肌和胸小肌发力，双上臂前内侧肱二头肌用力通过前臂压掌，手指灌力，刺激了手太阴肺经的中府、云门、天府、侠白、尺泽等穴位，有利于肺部功能的保健。足趾抓地和手指灌力的动作，对足趾和手指相关的经络穴位都有激发作用，但是，每个动作由于力量和方向的差异，激发的穴位侧重点有所不同。

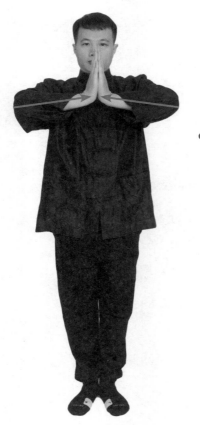

● 双掌根运力气，合拢对压，一呼一吸2次，每呼气一次，增力少许。

图3-3　韦驮献杵第一势之标准势

有些书上描述"双足分开同肩宽"，有些书上没有写足是否分开，只说身体立定。其实，无论两足是否分开，关键点在于是否能有效平衡骨盆。同肩宽的意思也是端正髋部，从而稳定脊柱。根据生物力学原理，再结合自身实践感悟，练习十二式采取双下肢并拢，足跟合并立定，双膝内侧靠拢用力，刚好让骨盆重心直接沿着双下肢并拢的直线传递下来，此时缝匠肌、耻骨肌、大收肌、长收肌用力，从而缓解了大腿外侧的阔筋膜张肌和髂胫束的紧张。缝匠肌远端连接处在胫骨粗隆内侧，双膝内侧靠拢后，缝匠肌收紧拉动近端附着点髂前上棘向内下合拢，从而让骨盆和腹部更方便用力，也缓解了后侧骶髂关节的压力。

这种姿势，一方面更有利于重心的稳定，另一方面又增加了下肢内侧肌肉的力量，这样不但减轻了"O"形腿的加重，而且减少了骶髂关节的韧带劳损，有效减轻了腰肌劳损。有些锻炼者下肢松散，虽然感觉到了气沉丹田并且站桩时放松了躯体，但是，下肢内侧肌肉没有专门夹紧立定，膝关节慢慢外翻，下肢外侧肌肉紧张，从而拉扯骶髂关节，导致腰部劳损更严重。

2. 韦驮献杵第一势之出掌

①从丹田处提气至胸膈，发至前臂掌指，顺手向前一推，将气呼出。

②定住此姿势，从丹处田提气灌力至掌指，一吸一呼3次，鼻吸嘴呼，每呼吸一次，掌指力量增加一次（见图3-4）。

合掌之势，已将能量导引在前臂和掌指处，根据物理动量的原理，将能量直接导引到外面才是真正的通透全身。

而本动作就是第一个完成由内而外导引的方法。

易筋经功法在于"精"，不在于"多"，不同的动作只是导引的过程不同，但都是将丹田之气导引至掌指和足趾，所以，即使反复锻炼一个姿势也会有一定的效果。

掌指灌力同时，激发了手臂六条经络的通道，故锻炼易筋经功法可真正增加掌指手臂内劲力量，内劲力量的能量是强于蛮力的能量。所以，临床上的保健按摩者，必须练习易筋经。

此外，手指柔软灵活者，手指有力而末梢血液充足，也是心肺功能良好的表现。

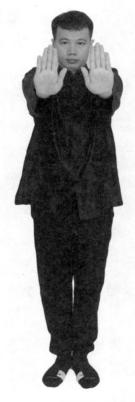

● 双臂与肩同宽前伸，向前出掌，掌指灌力，一吸一呼3次，每次增力掌指。

图3-4　韦驮献杵第一势之出掌

3. 韦驮献杵第一势之握拳收势（1）

①丹田吸气后握拳，好像要握住手掌前面的空气一样，大力且动作迅速。

②配合呼吸而增力握拳（见图3-5）。

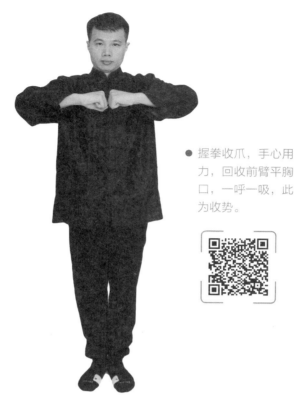

● 握拳收爪，手心用力，回收前臂平胸口，一呼一吸，此为收势。

图3-5 韦驮献杵第一势之握拳收势（1）

从丹田聚气到推掌发力气的导引是由内而外的过程，作为完成的动作，还必须收势。收势是为下一个动作做准备，就像拉伸收缩弹簧一样，压缩弹簧后，弹簧自然拉伸更长。导引术收势到位，下一个导引动作就会更加顺畅。

有句话叫作"十指连心"，相当于每次掌指灌力就是在锻炼激发心阳之气。锻炼易筋经功法，就是通过心阳导气，力气相随，以力的模式开启锻炼，慢慢会以气的感觉找到感悟。"力气相随"，在"气感"不强时候，我们只需要专注于动作的原理和用力的模式，随着动作的到位和力量的增强，自然随之而来会感觉到"气"的力量。

所以，收势很重要，导引动作都是掌指灌力，反过来，收势就是握紧拳头，丹田吸气。握拳收指，指力倍增。力气绵绵而不费力！

4. 韦驮献杵第一势之收势（2）

①握拳平于胸前，再自然下压至腹部。

②握拳至腹部时，配合呼吸，缓慢增力，再慢慢松拳，并伸直手指。

③立定后，注意力集中在双拳和丹田间，放松肩颈（见图3-6）。

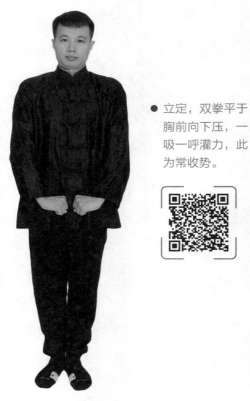

● 立定，双拳平于胸前向下压，一吸一呼灌力，此为常收势。

图3-6 韦驮献杵第一势之收势（2）

同样的外在动作，若一个人无精打采地完成，不但毫无益处，反而容易拉伤，并造成肌肉韧带劳损。而一旦专心配合呼吸完成动作，马上感觉到身心能量流动，不但锻炼有效果，而且还不易觉得累。为什么完成动作后气喘吁吁，但仍不觉得累？就是因为能量被激发出来，能量作为一种"精气"在濡养保护身心。所以，按照收势完成动作非常重要。

需要注意的是，胸膈不可过度发力握拳，要丹田发力让胸膈自然增力至双拳，"忘记"丹田发力气，而胸膈过度发力是错误的。

到此时一个标准动作姿势才算真正完成，导引出去，再收回来，准备下一个动作导引。下一个导引动作，可以重复以上动作，也可以开始新的动作。

初学者只需灌注力量并配合呼吸即可，只要顺畅用力就可以很好地运行气机。坚持练习，即可从以力导气阶段进入以气导力的更高阶段。到了以气导力阶段，按摩手法就是真正的"手随心转"般自如。

有些推拿师发力以蛮力为主，不但手指粗壮，筋经外露，而且指关节劳损伤痛。这就是没有足够能量去濡养好手指的原因造成，导引术一张一收，启动丹田之气运行至手指末端，再通过手指反馈，就练出了内劲之指力。

练习出掌、握拳抓空气的功夫，加强了手指气血的运行，激发了丹田之气和外界的交流，这样不但锻炼了手指内劲，也保护了手指。

第三节　韦驮献杵第二势

①丹田聚气再提气于胸膈。

②从腋下将力气灌注于手臂，双臂水平展开并拉伸肩部。

③挺胸放松颈部，阳气自然流畅于头部（见图3-7）。

如果此动作的平掌翘指灌力时收紧了颈部，必然导致阳气难以上升，从而可能出现头晕脑涨症状，甚至憋气引起眼花、呕吐感。

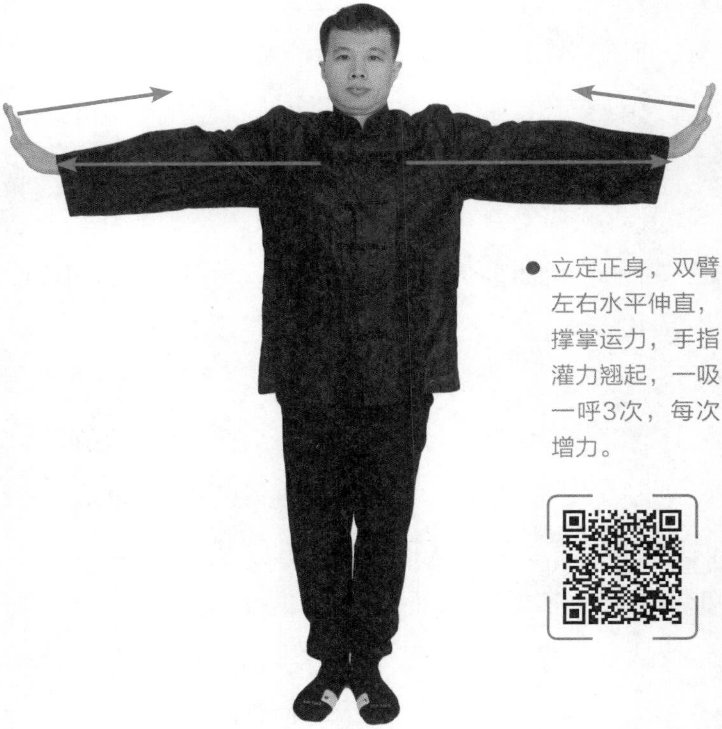

● 立定正身，双臂
左右水平伸直，
撑掌运力，手指
灌力翘起，一吸
一呼3次，每次
增力。

图3-7　韦驮献杵第二势

外在的姿势是有一定准则，但更重要的是运力气。

这个姿势外在看起来是肩部用力上提，其实，更重要的是肩部下面抬起的力量！扩开胸膈后，收紧肩背大小菱形肌，在双臂旁开平推后，肩胛骨用力撑起肩部，以减轻肩部上面肩袖的牵拉力。背阔肌和前锯肌用力稳定住肩胛骨。斜方肌力量虽然增大，但因为扩胸后增加了胸椎的支撑力量，稳住了颈椎均衡受力，从而减轻了颈椎的压力，放松了颈部向两侧平推掌指的力量。

此姿势重点是强化胸廓力量从腋下灌注到手掌，也就是沿着手厥阴心包经和手少阴心经推动力量。激发了心经的极泉、青灵、少海等穴位和心包经的天池、天泉、曲泽等穴位，减轻了手阳明大肠经的肩髃、臂臑、手五里等穴位和手少阳三焦经的肩髎、臑会等穴位的不良压力。肩部慢性劳损疾病（如肩周炎）一般都是肩部上方肩袖和肩部前后牵拉过久粘连，腋下瘀积堵塞气血而导致活动受限或是疼痛。旁开推掌时腋下基于胸膈肋骨扩张抬起发力，将力量从腋下灌入推至掌指，既通畅了腋下瘀积的气血，又拉伸了肩部上方的粘连。但是如果肩周炎粘连严重，还需要先康复治疗，再适当结合动作锻炼，如患有胸椎小关节错位，则需理顺胸椎序列再锻炼。

第四节　韦驮献杵第三势

①气沉丹田，下肢立定，让重心力量注下传递，让丹田之气注上传递。

②向上推掌，让丹田之气沿着脊柱和两肋腋下向上灌注至手掌，一降一升，打开上焦、中焦、下焦三焦通道。

③进一步加强肩部腋下灌力气，向上推掌发力（见图3-8）。

此时肩袖已经不再受力，腋下和肩胛骨周围肌肉加强力量抬起肩部，胸腹段中心腱力量加强收紧，继续保持颈椎的全面放松，微收缩颈部吻合对接锥体间位置。假如颈椎小关节有少许错位，此时放松颈部后可以自行归位。同时胸椎中下段由于胸腹段中心腱力量加强，错位的胸椎小关节有时可以自行复位。

不但不影响心肺之内息，而且化肺部呼吸之内息以心导至丹田。所以，此姿势用力气的方法，不是将胸膈之力气直接沿着任脉逆行发力向上推，而是继续保持督脉上升阳气，任脉下降阴气，并和呼吸之气化为内息沉入丹田，再从丹田沿着脊柱和两肋腋下向上灌注至手掌指。假如用力气模式是逆行任脉之气，从锁骨前面灌注颈部两侧而再至掌指，不但不能锻炼身体，反而会伤了身体。

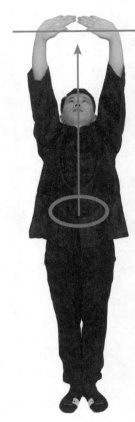

- 立定正身，掌托天门，双掌齐平对指尖，灌力掌指，再以腹部力量提气，沿着腰背支撑发力平举向上推动至伸直双臂。一吸一呼增力掌指。

- 图片的红箭头表示丹田之气沿着脊柱向上提，两肋腋下合力向上，掌指平推。

图3-8　韦驮献杵第三势

第五节　摘星换斗势

①腹部丹田提气，一手向上高举，一手向下压掌，左右轮换，保持脊柱的正中位置。

②以脊柱正中位置为转轴，扭转肩关节（见图3-9）。

此姿势在拉伸的同时锻炼了身体的协调性，一手向上高举，一手向下压掌，左右轮换，好像自由泳划臂一样轮流上下。需要脊柱稳定后，通过协调运动刺激大脑神经的反应。头为诸阳之首，此姿势的动作要领也是需要放松颈部，提肛收腹扩胸而使胸椎支撑着放松的颈椎，胸椎的稳定是头颈肌肉韧带自然放松、气血通畅运行至头部的前提。随着姿势运力气，使头部供血更加充盈，精气神足而轻松地协调好全身。

不可在脊柱失衡状态下拉伸，否则，很容易导致应力点出现损伤而累积成慢性疾病。有的人由于向上抬举时肩关节紧张，抬肩后导致头部习惯偏向压掌的一侧，肩部一边高一边低，高的一侧则容易出现颈部肌肉韧带拉伤。必须保持双肩锁骨位置在同一水平面，这样就保证了颈椎的平衡状态。

通过左右轮换，提高身体协调能力，一边提升督脉之气，另一边下行导任脉之气，升降闭合循环，随之灌注到上下肢体就是导引的过程。其实，每个姿势都同时驱动了数条经络穴位，只是侧重点不同罢了。

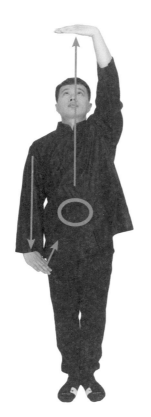

● 立定正身，覆掌水平，小腹提气发力，高举一掌，另一掌下压发力，用力吸气，呼气不用力，左右掌互换姿势。

图3-9 摘星换斗势

第六节　出爪亮翅势

①立定，从腹部灌力至腹股沟，然后股四头肌用力，绷紧大腿。

②夹住膝关节，使重心沿着大腿内侧垂直往来，双足趾抓地。

③注意力集中在足阳明胃经的水道、归来、气冲3个穴位，再循胃经下行，收紧下压小腹，向髀关、伏兔等穴位的方向用力。

④大腿伸直发力，同时丹田沿着脊柱腰背段提气至胸膈和两肋。

⑤从两肋腋下抬起前臂出爪，微收下颚，松颈，夹肩。

⑥掌心朝上，手指张开（见图3-10）。

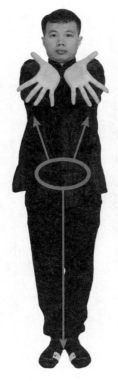

● 立定下肢，用力站稳，腹部提气，两侧肋骨用力送肩，平肩伸直前臂，掌根向上灌力至十指。一吸一呼增力。再握拳透爪，回收前臂。

图3-10　出爪亮翅势

此动作拉伸了髌骨，可缓解膝关节的劳损症状。膝关节髌骨软化症会出现髌骨附近韧带硬化，力量减弱，酸痛无力感。通过股四头肌灌力气锻炼，刺激了髌骨下软骨及韧带的血运，有利于膝关节功能康复。随着股四头肌收紧增力，加强了对足阳明胃经的阴市、梁丘等穴位的刺激，这也正是髌骨上缘的韧带处，此处由于膝关节胫骨面承受股骨远端接触面大而足够稳定，深层韧带不容易锻炼到而逐渐萎缩，所以通过立定灌力气到髌骨上缘深层韧带是非常有利于膝关节的保健。

有些患者的牙痛、眼花、精神不集中等亚健康状态，通过灌力大腿股四头肌至髌骨深层韧带，刺激足阳明胃经通过小腹和大腿的循经路线，都可以得到很好的缓解作用。

双掌向前推进时，前臂掌侧灌力十足，刺激了前臂掌侧经络穴位，手太阴肺经的孔最、列缺、太渊等穴位，手厥阴心经的郄门、间使、内关等穴位，手少阴心经的灵道、通里等穴位。所以，此姿势可舒缓身心疲惫，好像出爪一推，全身压力都缓解了！

第七节　倒拽九牛尾势

①一侧大腿向前迈出，屈膝至90度，重心在前跪的大腿上。

②另一侧大腿和小腿伸直，成一条直线，自然放松。

③前跪大腿同侧一手的肩臂往前伸，并握拳，眼望拳心，向上用力；另一手臂握拳后伸，两肩臂用力拉开，犹如双手握住重物扯拉。

④放空腹部，放松腰部，向前挺直，骨盆力量压在前跪的大腿上。两臂发力使胸廓被动拉开，脊柱保持正中位置，围绕脊柱转轴旋转身体（见图3-11）。

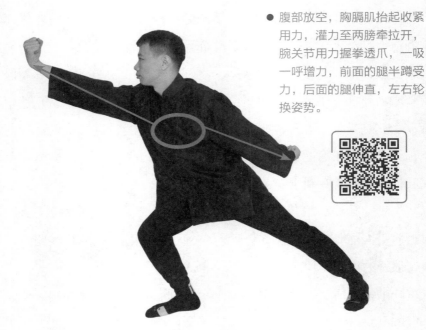

● 腹部放空，胸膈肌抬起收紧
用力，灌力至两膀牵拉开，
腕关节用力握拳透爪，一吸
一呼增力，前面的腿半蹲受
力，后面的腿伸直，左右轮
换姿势。

图3-11　倒拽九牛尾势

　　腹部空空如也，却又有聚气发力的自控能力，这就是腹部能量的锻炼方式之一。如果只是通过仰卧起坐练出腹肌，腹部里面仍没有吸气、聚气的内劲感，反而不利于腰部健康。有些腹肌练得很好的人，仍然出现腰肌劳损，甚至腰椎间盘突出症，就是因为腹部里面没有内劲！我们需要感受"腹部里面空空如也"之气感，且可以随意控制骨盆和腰骶关节的平衡状态，这才是有利于身心健康的丹田之气。

　　腹部空空如也，能稳定骨盆，放松腰肌，力量顺着脊柱传递，既锻炼了脊柱的支撑力，又避免了产生过多的不良应力，减少了劳损。

　　两臂甩开，左右轮之，围绕脊柱核心旋转用力，有利于脊柱椎体间的韧带保养。当脊柱韧带有足够的弹性和力量时，活动时就可以避免肌肉紧张，从而进行协调、有序的运动。

　　该动作也可以理解为两手握住牛的尾巴，使劲拉住牛，这就是发力的感觉。

腹部虽然空空如也，但已经激发了肾经在腹部的运行。足少阴肾经的中注、四满、气穴、大赫、横骨等穴位是保持腹部空空如也感觉的关键点，随着身体重量大部分压在前屈的大腿上并增力气，足少阴肾经腹部穴位感觉越来越强烈，必须不断运气才能有足够力量稳住此姿势。

前屈姿势加大了小腿的支撑力，所以对于小腿部位的肌肉和韧带有很好的锻炼作用，也刺激了经过小腿的下肢部经络穴位。小腿部位的力量增加了，当膝关节屈曲90度静止时，有利于锻炼骨盆的稳定性，也可以预防腰肌劳损。

第八节　九鬼拨马刀势

①站定，收腹，挺胸抬膈肌，夹抱颈项。

②以脊柱为转轴做旋转运动（见图3-12、图3-13）。

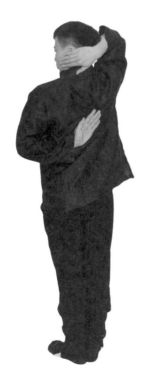

● 腹部提气，单举一侧肘关节，自然抱住颈项，另一手背贴住背部脊柱，围绕脊柱旋转躯体。

图3-12　九鬼拨马刀势之背侧

● 用头部带动躯体，围绕脊柱进行旋转活动。

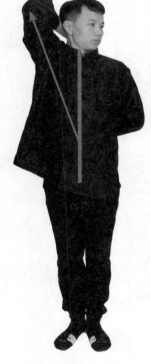

图3-13　九鬼拔马刀势之正面

　　这是易筋经功法包含的基本姿势，就是为了刺激腹部的丹田之气和五脏六腑之气融合运行。十二经络的交接都在胸腹，也就是易筋经功法的导引术必须基于胸腹之气充盈而导至四肢百骸，并让经络通畅运行。

　　夹抱颈项对膀胱经的胸背段有很好的刺激作用，也拉伸了背阔肌，锻炼了整个胸椎的稳定性。有些颈部肌肉劳损的患者，做此姿势时，记住放松颈部。夹抱颈项即胸膈抬起收紧，肩背用力，手掌自然放松夹抱颈项，这样，颈部椎体在放松状态下可自行向恢复曲度方向归位，从而减轻了颈部外在肌肉韧带的不良应力，也有利于气血向头部运行。有些胸背不适感的亚健康状态，是由于肋椎关节处韧带劳损，甚至筋错缝关节卡顿导致，九鬼拔马刀势的功法就是很好的复位锻炼。

　　必须有意识地保持整个脊柱从骶髂关节、腰椎、胸椎、颈椎在正常曲度的角度后再旋转身躯，感觉力量从立定的脚跟发力支撑骨盆，沿着脊柱曲度向上撑住躯体而带动围绕脊柱"重心"旋转，旋转中感觉到躯体重量和支撑力反向向下传递至地面，刚好是"浊气为重之力而下沉，清气为轻之力而上升"的概念。

有些人认为夹抱颈项是颈部用力对抗手臂的抱住之力，外在看起来动作是标准的，但运力气的模式不同就会有不同的效果。无论哪种姿势，都必须放松颈部附近的肌肉韧带，颈部的活动都是基于"脊柱的支撑力"，进而颈椎核心发力平衡，这样就有利于颈部阳气的上升而濡养头部。颈椎病的患者大部分都是颈项肌肉紧张，从而影响椎动脉的脑部供血功能，出现头晕眼花等症状。如加强锻炼此姿势，放松颈部，利用胸椎的支撑力量来旋转颈项头部，即可感觉到头部轻松舒畅的状态。

第九节　三盘落地势

①双足分开稍宽于双肩，双膝稍内收用力，保持双膝同足等宽，双大腿与地面平行，呈蹲马步姿势。

②双足着地，足内侧面用力接触地面，足外侧面尽量减少承受力，甚至不用力。

③双大腿前侧、内侧用力承受躯体重量，内收用力放松大腿外侧。

④松腰，收腹，将力量从骨盆传递至大腿。

⑤掌压并掌托（见图3-14、图3-15）。

此姿势关键点在于，第一，腰部放松，收腹控制骨盆；第二，下肢内侧用力，双足内侧面接触地面着力；第三，颈项放松。

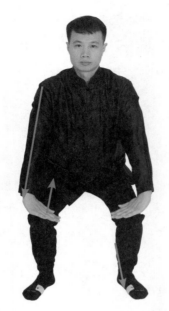

● 蹲马步，足内侧着
力抓地，前臂下
压，灌力掌指，一
吸一呼3次。

图3-14　三盘落地势之掌压

● 每次蹲低时增力，
然后翻掌托起，如
托千斤重物，蹲马
步收小腹，双下肢
内侧用力，至伸直
收功。

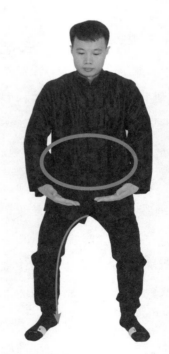

图3-15　三盘落地势之掌托

大部分人腰痛是因为腰部腰大肌、腰方肌紧张劳损。脊柱分为前柱、中柱、后柱，由于脊柱力量沿着后柱传递，后柱的持续性压力是导致腰部肌肉劳损疼痛的原因之一。根据临床研究发现，很多腰部疼痛的患者，存在腹部力量不足，甚至有简单的仰卧收腹抬腿都无力的现象。指导患者三盘落地姿势锻炼，下肢内收用力，减轻外侧骶髂的牵拉力，再收腹稳定骨盆，让骨盆前屈，放松腰背，减轻腰椎后柱的压力，让前柱、中柱承受躯体的大部分重量。不但锻炼了腹部的核心力量，也有利于恢复腰骶关节的正常曲度。

掌压和掌托，一是将腹部力量导引至手掌指，通透全身气血。二是平衡脊柱。只有双足内侧用力着地，双手掌指灌力，方可体会到腹部平衡、整个身心的自由放松状态。

此姿势刺激了骨盆的内部力量，加强了下肢力量的锻炼。练习此功法，可舒缓腰部肌肉，加强腹部肌肉力量，锻炼整个身体的"底盘"。掌压、掌托、屈髋屈膝下蹲和站立活动等动作，让锻炼者在活动过程中寻找变化的对比感悟，学会尽量保持腰部放松的正确姿势。

第十节　青龙探爪势

①稳住骨盆的下肢伸直，足趾抓地，并保持膝关节伸直。

②伸掌侧加大肩关节用力，旋转探出前臂。

③伸掌时，以对侧大腿稳住骨盆，围绕脊柱支撑力旋转躯体，同侧大腿顺势摆动。

④弯腰时骨盆将大部分力量传递至受力的下肢，放松腰背，微收腹，以大腿支撑骨盆为旋转发力点做"围地"动作（见图3-16、图3-17）。

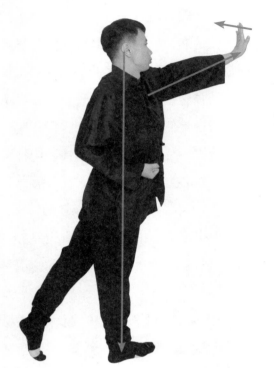

● 一手握拳透爪置于腰侧，另一手掌向前探出并以脊柱为转轴，身体向握拳侧旋转。

图3-16　青龙探爪势之伸掌

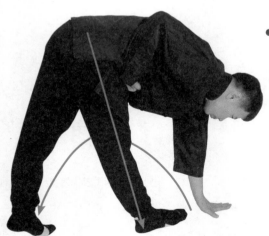

● 弯腰，俯身低头，掌指触地。以握拳侧的下肢为转轴围地转身，腰部放松，拉伸下肢后方韧带。左右互换姿势。

图3-17　青龙探爪势之围地

在弯腰"围地"动作中最难的就是稳定骨盆的大腿根部，需要大腿后侧肌肉群的协同用力，这样也可以拉伸大腿后侧的肌肉韧带群。

伸掌动作拉伸了肩背韧带肌肉，并将肩胛骨拉开，可预防肩关节粘连。肩胛骨冈下肌表面筋膜、大小圆肌处最容易劳损粘连，临床上出现上肢麻痛、手指麻木感，有些就是此处韧带粘连导致，可能和胸神经后支内侧皮支粘连放射交叉刺激到臂丛神经有关。虽然此处没有直接刺激臂丛神经，但是肩胛部的皮神经被粘连刺激后，引起臂丛神经的反应。从中医经络角度来说，十二条经络虽然是络属各自不同的脏腑，但是，任何一条经络的疾病都可能传递反应刺激到其他经络，从而出现症状。

临床上，通过青龙探爪伸掌姿势拉伸，可缓解上肢掌指的麻木感，再配合专业的按摩治疗，可达到良好的康复效果。

此动作加强了大腿支撑稳定骨盆的力量，可以预防腰肌劳损。

第十一节　卧虎扑食势

①在锻炼单跪的大腿和膝关节力量的同时，需收小腹挺胸，增加胸部脊柱的支撑力量。

②在增大脊柱支撑力的同时抬头，尽量放松颈部肌肉，抬膈挺胸撑起头部。

③双手抓地，一腿前跪，一腿伸直，伸直的下肢自然拉伸脊柱，前跪的下肢承受躯体大部分重量。

④配合呼吸灌力至掌指，从双足底开始发力，再通过腹部用力，挺胸抬头，将胸部力量下压掌指抓地。

⑤每次深呼吸后灌力一次，在手指可承受范围内增力，不可猛然增力。

⑥可灌力五指抓地，锻炼手指的力量（见图3-18）。

● 一足向侧前方迈开，下蹲，脊柱发力仰头前探，挺胸，放松颈项和腹部，蹬脚之力从身体传达到手指抓地，一呼一吸3次增力，左右互换姿势。

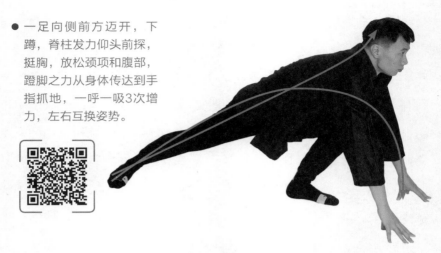

图3-18　卧虎扑食势

前面有三盘落地势需要同时蹲双腿膝关节，此姿势是单膝关节跪蹲，相对来说对膝关节和大腿的力量要求高很多。

此姿势在大腿伸直的牵引力下拉伸脊柱，又在前跪下肢的撑力下收腹控制骨盆，并灌力手指抓地，可谓全方位刺激了各条经络，有利于身心健康。

手指功力增强，不但有利于提高心肺功能，也有利于学习保健按摩技术。保健按摩的关键点在于有效松解肌肉韧带，而这需要按摩者有效力量的传递，手指功力增强，方可渗透持久而轻柔有力。目前，很多亚健康病症和脊柱劳损有关，通过家庭保健按摩松解脊柱周围肌肉韧带，在一定范围内可以促进血运循环，有利于亚健康的恢复。

第十二节　打躬势

①骨盆前倾带动弯腰，腰部尽量放松，顺其自然下压身体靠近膝关节。

②双下肢并拢伸直，配合呼吸屈髋，下压身体靠近下肢。

③每下压一次则拉伸一次下肢后侧韧带，可蹬腿灌力至下肢骨骼内，稳定支撑力量（见图3-19、图3-20）。

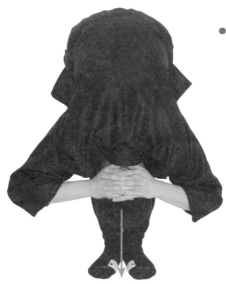

- 双膝并拢，伸直，双脚蹬地，抱头、掩耳、弯腰、躬身，尽量贴近膝关节。一吸一呼3次，每次蹬脚拉伸下肢，腰髋放松。

图3-19　打躬势之正面

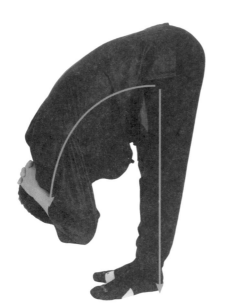

- 双下肢并拢伸直，腰髋放松，拉伸下肢，抱头掩耳，蹬脚配合呼吸增力至下肢。

图3-20　打躬势之侧面

打躬，就像鞠躬一样弯腰，重点在于拉伸双大腿膝关节后方的韧带。

探头，抱头掩耳可辅助拉伸胸背韧带、背阔肌和小圆肌，打开肩关节。对手太阳小肠经、手少阳三焦经、足太阳膀胱经都有很好的刺激作用。

此姿势要注意放松腰部，可利用头部和躯体重量自我拉伸腰椎，缓解腰肌劳损。再配合呼吸，好像呼吸直接通过下肢传至脚底，这样有利于下肢的气血运行和力量锻炼。

此动作重点在于灌力至下肢骨骼，拉伸下肢后侧韧带，放松躯体，放松腰部，压髋前屈身体靠近下肢，如果错误用力，不但没有锻炼效果，还容易误伤身体。

第十三节　工尾势

① 下肢伸直，膝关节并拢，放松骨盆和脊柱。

② 灌力至胸椎而支撑抬头。

③ 保持腰部放松。

④ 配合呼吸蹬足，每蹬足一次，则灌力至下肢一次，同时拉伸下肢后侧韧带（见图3-21、图3-22）。

此姿势锻炼了胸椎段的核心韧带和肌肉，有利于预防颈椎病。

关键要注意一点，练完功法十二式，需盘腿静坐，闭目调息。前面十二式都是激发腹部丹田能量，通过五脏六腑运气导引至四肢百骸，起到强身健体的作用。在某种意义上，十二式是将体内气血能量导引至外周，属于"散"气血。那么练功完毕，必须再"聚"气血，而这就得靠盘腿静坐。

一散一聚，才是真正的整体锻炼法。

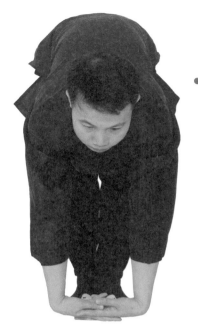

● 下肢并拢，伸直膝关节，放松骨盆和脊柱，上肢自然下垂拉伸7次，抬头，一吸一呼数次，脚跟顿地21次，下肢灌力拉伸后面韧带。

图3-21　工尾势之正面

● 双下肢并拢伸直，腰髋放松，抬头，蹬脚，拉伸下肢韧带。

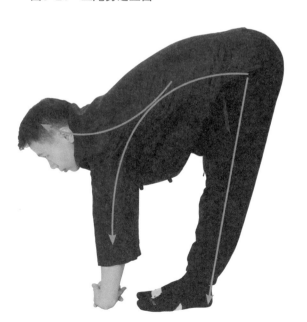

图3-22　工尾势之侧面

易者，乃阴阳之道也，易即变化之易也。易之
变化，虽存乎阴阳，而阴阳之变化实有存乎人。
弄壶中之日月，博掌上之阴阳。故二竖系之在
人，无不可易。所以为虚为实者易之，为寒为
暑者易之，为刚为柔者易之，为静为动者易之。
高下者易其升降，先后者易其缓急，顺逆者易
其往来。危者易之安，乱者易之治，祸者易之
福，亡者易之存。气数者，可以易之挽回；天
地者，可以易之反覆。何莫非易之功也？至若
人身之筋骨，岂不可以易之哉？

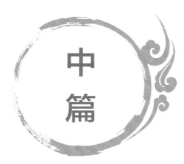

中篇

静坐篇

第四章

静坐的源流

第一节 概 述

坐、立、行、卧，这是我们日常生活中司空见惯的与我们身体有关的四种姿态，它们皆可相对独立，但却又密切关联。

古人在长期的社会生活实践过程中，总结出来一句谚语，非常简明扼要又很形象，对我们日常生活中这四种身体基本姿态进行了高度的概括，那就是："站如松，坐如钟，动如风，卧如弓。"古代的钟，是一种由金属制作而成的响器，并非现在我们看到的播报时间的钟摆。钟的上面是一个完全封闭的外壳，下面是一个圆形开口，内部中间则是一个空腔，敲击的时候会发出声音。坐如钟，就是说当人处于坐的姿态时，要像钟一样，感觉体内似乎是空空如也，但是却又要稳稳当当地让身体保持端正，全身处于一种松而不懈的状态。

坐，是一种十分有趣的身体姿态。凡是臀部紧贴于凳子或者椅子上，由此用来支撑身体重量的这种方式，称之为坐。这种坐姿，是在发明凳椅，并且凳椅成为日常生活中的家具以后，我们才选择了这样的坐姿。回到汉朝以前，日常生活中会怎么坐呢？

从史前文明一直到汉朝，汉民族的生活习俗一直都是席地起居。这种席地而坐，实际上是一种自然而然的身体姿态，来自生物进化过程的自然选择。在大自然中，我们可以看到许多动物，尤其是可以两只脚直立行走的动物，非常喜欢直接坐在地上，灵长类的动物便是其中的典型，比如猴子、猩猩。只是，其他动物通常情况下不会像古人一样，还特意摆个席子垫在地上。

席子，是中国古代最为常见的一种坐具，有着非常古老悠久的历史。这种席子是指一种用草、苇或竹片等编织成片的东西。席子在古人生活中，用于日常生活中坐、卧等。在甲骨文中，"席"字是一个象形文字，被写成一个长方形，就像是一块用草或竹编织成片的坐卧垫子，中间就像是席子的波形织纹。这个象形，和我们现代的席子非常类似。由此可见，席子几千年来的样式和编织的方法，在漫长的历史进程中变化都是非常小的，一直保留着初始的设计。

我们今天仍然会使用"筵席"这个词语，用来指代酒席。实际上，"筵"和"席"都是指铺在地上的一种坐具。紧靠地面的一层，显得比较粗糙些，这层称为筵；筵上面的，显得比较精细的编织物，这层称为"席"；古人席地而坐，在上面饮酒吃肉，宴请宾朋，就称为"筵席"。

明末清初时期，被尊为"三大儒"之一的顾炎武先生，他在《日知录·坐》中就做了很好的解释，他还举了《三国志》注引《高士传》中的一个例子来说明。

古人席地而坐，西汉尚然。

古人之坐，皆以两膝著席；有所敬，引身而起，则为长跪矣。

管宁常坐一木榻，积五十余年，未尝箕股其榻上，当膝处皆穿。

所以，在甲骨文中，"坐"字就是上面一个跪坐的人形，下面一张席子。席子上的"坐"，就是跪坐，臀部靠在脚后跟上，与跪姿比较相近。这个场景真实描绘了当时人们非常普遍的日常生活。这种坐姿，其实还和中国古人生活在地球上所处的地域环境有很大关系。比如，欧洲人一直都保持垂脚坐的习惯，这是因为欧洲地区气候较为寒冷潮湿，如果直接坐地上，很不舒服，也容易诱发疾病。在这种生活环境中，使得欧洲人的祖先很早就选择了垂脚坐。而中国的古人，由于生活在气候相对干燥的地区，于是形成了席地而坐的生活起居习惯。

但是，古人采用席地跪坐的方式坐在地上，两个膝盖着地，膝关节因为长期承受力的原因，往往也会不舒服。长时间的跪坐，膝盖还容易遭受寒冷、潮湿的侵袭，甚至导致各种膝关节相关性的疾病。这样一来，中国古人自然而然就会想到，可以在膝盖下垫上有缓冲受力和隔离寒湿作用的席子，避免了膝盖直接着地，从而让人体感觉更加舒适，也可以有效地预防因为膝盖着地导致的各种膝关节相关性疾病。

古人选择"跪坐"，这种特别的身体姿态，让中国古人脱离了原始的自然状态，从而将古人从动物的姿态中区分开来，逐渐地演变成为一种文明礼仪的规范，推动着人类的进步发展。

跪和坐，有什么具体的区别呢？跪，是指膝盖以上的部位都是直的，也就是大腿、腰背、头颈都保持相对直立的状态。坐，是指屁股以上的部位都是直的，仅仅是指腰背、头颈保持相对直立的状态。当然，随着文明的进步，古人对坐的礼仪也有了更加严格的要求。

现在我们已经很少采用跪坐，选择垂脚坐比较多见。垂脚坐这种坐姿，是将臀部紧贴在坐具上，然后将双脚垂在身体的前面，双脚着地或足趾着地而足踵不着地或双脚同时悬空，这些姿态都叫作垂脚坐。在中国的历史上，最早出现垂脚坐是在北方少数民族中。到了魏晋南北朝时期，一些少数民族，比如匈奴、鲜卑、氐、羌、羯等，先后进入中原地区，垂脚坐便开始逐渐流行起来，席地跪坐这种传统的华夏礼俗就受到了极大的冲击。

《南齐书·魏虏传》就有相关的记载。

虏主及后妃常行，乘银镂羊车，不施帷幔，皆偏坐垂脚辕中；在殿上，亦跂据。

这里记载的"垂脚""跂据"，就是当时鲜卑族的坐姿习惯。当时的中原士大夫阶层，对这样的坐姿是非常看不起的，觉得这样的坐姿显得十分粗鄙简慢，不合礼俗。但是很快，这种垂脚坐的坐姿就被越来越多的人所接受，逐渐成为一种新的礼仪习俗。

梁大宝二年，也就是公元551年，侯景登基为帝，国号汉，改元太始。《梁书·侯景传》中的记载十分细致。

景又矫萧栋诏，禅位于己。于是南郊，柴燎于天，升坛受禅文物，并依旧仪。以辒车床载鼓吹，橐驼负牺牲，辇上置筌蹄、垂脚坐。

很显然，这个时候，垂脚坐已经被王侯将相等统治阶级高层所接受，俨然已经成为一种颇为流行的时尚坐姿了。

从隋唐时期开始，因为坐姿的改变，人们日常生活中的各种家具设备，如椅子、凳子这些物品，就日渐流行起来，席地而坐这种相对比较古老的习俗，就逐渐被废弃淘汰。到了北宋时期，垂脚坐慢慢成为普通老百姓日常生活中十分常见的一种坐姿，并逐渐汉化成为典型的坐姿。

当然，现实生活中，总还会有一些社会保守势力的顽固存在。北宋著名的文学家陆游，他在《老学庵笔记·卷四》就有记载类似的故事。

徐敦立言，往时士大夫家，妇女坐椅子兀子，则人皆讥笑其无法度。

据此推测，一直到了北宋时期，仍然有一些士大夫阶层没有完全接受垂脚坐这种坐姿，甚至认为家庭成员中的女性，还不能垂脚坐在椅子上，否则会被讥笑为不懂规矩。

不过，到了北宋之后，基本上就见不到这样的记载了。华夏古俗流传了数千年的席地跪坐这种坐姿，自北宋以后，在普通的老百姓生活中，就逐渐被遗忘得不复存在了。

从席地而坐到垂脚坐，这一礼仪习惯的改变，可以从东汉开始算起，一直到北宋，整个过程的历史演变，总共大约经历了七百年的时间。中国的古人，就这样逐渐地完成了坐姿的"现代化"。

在这个历史的进程中，中国的家具同时也经历了漫长的演变过程。从东汉以前的"席地跪坐",一直到北宋完成"垂脚高坐"的演变,中国人使用的家具,也逐渐从低矮家具向高大的家具转变。尤其是到了明清时期,各式品类繁多的高大古典家具达到了最辉煌的巅峰。反观近现代以来,中国的家具,对简约低矮的诉求,又有一定的回归趋势,这也和中国人对传统文化的再认识有一定的关系,其中也包含对"坐"的重新认识有一定的关系。

坐姿的礼仪,虽然经过了漫长的历史选择,从"席地而坐"最后变成了现在我们习惯的"垂脚坐"。但是,席地而坐的坐姿,并没有完全消失,一直伴随着儒、释、道、医的文化传承,源远流长。

第二节　坐姿与调息

古人做比较正式和重要的事情前,都讲究一定的仪式感。静坐也不例外。

首先,说说静坐的环境。

静坐前的准备,通常来说需要准备一间安静的房室。可选用卧室,开窗阖户,不让其他人打扰。或者,选择大厅的前庭。又或是,选择露台通风的地方。总的来说,都是以清静为要务,并且需要避开黑暗污秽的地方。儒家静坐,多数选择书房、卧室,或者无须刻意营造特定环境,因地制宜,便利施行;道家静坐,多数选择密室、石洞,或者选择一处清幽安静的地方;佛家坐禅,多数选择禅房、经室。同时,各家又常常习惯配合泡茶、焚香等,仪式感非常强。备置座椅,以实木坚固为第一要义。如果是端坐,则座椅高低以脚着地为宜;如果是盘腿坐,则需要有平稳坚固的静坐台,或静坐床,或静坐凳等配套。上座前通常需要饮用少量茶水,排空大小便。然后宽衣解带,使筋脉骨肉不受约束,即可收拾身心开始静坐。

然后，说说静坐的时间。

儒家的静坐多在吃完饭以后，或是选择在申酉向晦之时进行。申时就是15点至17点；酉时就是17点至19点；向晦，指傍晚，天将黑。道家的静坐多在子时、午时、卯时、酉时等时辰，是古代计时的四个正时辰，即半夜、中午、早晨、傍晚，称为"四正"。子时是23点至1点，午时是11点至13点，卯时是5点至7点，酉时是17点至19点。佛家的静坐，没有那么严格的时辰概念，通常都是整日、整夜，而以夜晚坐禅最为多见。

最后，说说大家都很关心的静坐的姿势。

儒家静坐，通常选择端坐的坐姿，坐在台几凳椅上，要求身体端正，两脚自然垂下着地，两手平放置于大腿上，一般没有盘腿的要求。

佛家坐禅，常常是坐在蒲团或床榻之上，多数都是盘腿跏趺坐。跏趺，读音"jiā fū"，是"结跏趺坐"的简称。结跏趺坐可以减少妄念，集中思想，是佛家修禅者的坐法。

道家静坐，多为盘腿坐，坐姿多是借鉴佛家的坐姿，两手的手心向上，平放腿上。也有双手结成道家秘传手印，置于脐下，这就要看各家流派师承的具体要求了。

医家静坐，则没有这么多讲究，要求也非常宽泛。一般只以静坐舒服为标准，每个人根据自身的周遭环境，便宜行事，没有特别的要求。医家静坐的核心是要求保持脊柱正直，抬头平视，放松身心，调整呼吸，逐步入静。

大家可以参考各家静坐的仪式，再根据每个人自身腿脚关节的情况，以及综合肌肉、肌腱、韧带的柔韧度不同，采取双盘、单盘，或者简单的双脚均在下方的普通盘坐。我们也可以自己创立一套适合自己的姿势。

初学静坐，最难的就是选择哪一种静坐的姿势。儒、释、道三家的静坐姿势，相传有近百种之多。但是，却以佛家的结跏趺坐最为普及。我们通常说的静坐姿势，更多的指佛家各宗派修习禅定的静坐方法，也就是结跏趺坐。

结跏趺坐俗称双盘，两足交叉置于左右股上，又称为"全跏坐"。双盘有两种坐姿。第一种，叫作降魔式，又称为金刚坐。先将右脚放在左大腿上，再将左脚安放在右大腿上，让双足踵的脚后跟分别抵触大腿的内侧股关节，双脚掌向上仰。第二种，叫作吉祥式，又称为如意坐、莲花坐。先将左脚放在右大腿上，再将右脚放在左大腿上，让双足踵的脚后跟分别抵触腿的内侧股关节，双脚掌向上仰。结跏趺坐，不一定坐在座上，也可以坐在床上，甚至坐在地上的情况也有。

半跏趺坐俗称单盘，也有两种坐姿。第一种，左脚弯曲抵住右股关节内侧，再将右脚放在左大腿上，这种坐姿容易使得身体偏向右侧。第二种，右脚弯曲抵住左股关节内侧，再将左脚放在右大腿上，这种坐姿容易使得身体偏向左侧。

除此之外，还有一种俗称散盘的跏趺坐，也有两种坐姿。先弯曲右脚，然后贴近左脚股关节内侧，再弯曲左脚，然后靠近右小腿，但不放在右脚上，双脚的腿背和膝盖尽量贴住坐具。当然，也可以先弯曲左脚，然后贴近右脚股关节内侧，再弯曲右脚，然后靠近左小腿，但不放在左脚上，双脚的腿背和膝盖尽量贴住坐具。

无论选择哪一种放松的盘腿坐姿，坐舒服以后，都要求膝盖能够接触到坐具最为规范。如果膝盖无法接触到坐具，则需要加高坐垫，不要在悬空的膝盖下加垫。

千万不要强迫自己进行双盘，从而造成腿痛难忍。可以采取渐进的方式慢慢适应，先由散盘开始，盘腿的姿势，要让自己感到舒服就好。开始练习静坐，单盘也做不到时，可以把两腿交叉架住。如果腿脚有伤，无法进行盘腿，则可以利用椅子采用正襟危坐的姿态。双脚放在地板上，大腿贴住椅子，背部不靠椅背。如果初学者能够适应双盘，则直接采用双盘无妨。建议尽量采用双盘的坐姿来进行静坐。

静坐，最难的功夫在于调息。"调"是指协调、和谐、合适。《说文解字》里面，记载有对"调"字的解释。

和也。

"调"字可以是形容词，指代事物的一种"和"的状态。"调"字也可以当作动词使用，意思就是调和、调养、调理。

调息，调的对象是息，重点不在于调，而在于息。历代研究静坐的学者，也是不约而同在"息"字上面下了足够多的功夫。"息"的意思相对于"调"来说，要复杂得多。

东汉许慎撰的《说文解字》里面，有记载关于"息"字的解释。

息，喘也。从心自。

（段玉裁注）口部曰，喘，疾息也。喘为息之疾者。析言之。此云息者喘也。浑言之。人之气急曰喘，舒曰息。引申为休息之称，又引申为生长之称。引申之义行而鼻息之义废矣。《诗》曰，使我不能息兮。《传》曰，忧不能息也。《黍离》传曰，噎忧不能息也。此息之本义也。其他诗息字，皆引申之义也。许书鷈，卧息也。呬，息也。眉，卧息也。欨，咽中息不利也。饮食芤气不得息也。覞部覼，见雨而比息也。皆本义也。

自者，鼻也。心气必从鼻出。故从心自。如心思上凝于囟。故从心囟。皆会意也。相即切。一部。各本此下有自亦声三字。自声在十五部。非其声类。此与思下云囟声，皆不知韵理者所为也。

从《说文解字》中的注解文字，我们可以看出，"息"字的核心就是气息，指的是呼吸时进出的气，也就是"息"字的本义。气疾者为喘，气舒者为息。正常情况下，人体的呼吸和气息通常是平和的、舒缓的。

除了"息"字的本义之外，"息"字还有各种引申义。由于词义引申范围扩大，"息"字的词义系统不断进行各种扩展变化。息的引申义，最普遍的理解就是"呼吸之气"。

《黄帝内经·灵枢经·五十营》就有记载。

故人一呼，脉再动，气行三寸，一吸，脉亦再动，气行三寸，呼吸定息，气行六寸。

呼吸定息，意思就是说一次呼吸已尽，下一次呼吸尚未开始之际，一呼一吸为一息，后来，"呼吸定息"被广泛应用到了中医临床诊治疾病的实践中。

调息，从一般意义上来说，就是调理人体的气息，使得人体呼吸的气息舒缓、平和、协调。调息就是对呼吸气息的调控。调息的时候，由于采取调控呼吸气息的方法不同，导致出现两种不同的状态，一种是适当的状态，另一种则为不适当的状态。

第三节　儒家与静坐

中华文明历史悠久，文化的包容性大。如果非要在医家、道家、儒家、佛家中找一个共同的元素，那就是静坐。中国传统医学岐黄之术的文化，距今已经有超过5 000多年的亘古历史，集合中国古代所有的和强身健体相关理论莫过于此，也就是我们通常理解的中医中药。道家文化，如果从老子算起，有超过2 500多年的历史；儒家文化，如果从孔子算起，有超过2 500多年的历史；佛家文化，如果从佛教传入中国算起，有超过2 000多年的历史。我们习惯上把这四种文化称为："儒、释、道、医。"

很明显，从历史进程上看，"儒、释、道、医"文化在中国的形成，是有一个时间的先后顺序。尽管这个进程的时间节点表现得没有那么明确，而且很多时候，都不是独立发展各自的进程，多数时候都会相互交融在一起，彼此难以截然分开。

由此看来，中国古人静坐的历史至少在数千年的时间以上，堪称是一部波澜壮阔的文明史诗，一直伴随着中华文明的起源、壮大和发展。中国传统医学中的核心基础理论学说，可以概括称之为"坐以论医"。在这之前，我们要从不同的视角来梳理"静坐"这一独特的非物质文化遗产。把静坐划分成"儒、释、道、医"四个维度，放入整个中华文明历史的长河当中，去对比、去观察、去学习。通过这样的深入剖析，才能真正领悟到其中的内涵，从而更好地挖掘出静坐的养生保健价值。

静坐的关键核心之处，那自然就是在于这一个"静"字。那么，静是什么意思呢？

《说文解字》的解释，如下面这样描述。

静，审也。从青，争声。

段玉裁注：《上林赋》"靓妆"，张楫注曰"谓粉白黛黑也"。按，靓者，静字之假借。采色详审得其宜，谓之静。《考工记》言画缋之事是也，分布五色，疏密有章，则虽绚烂之极，而无泱涊不鲜，是曰静。人心审度得宜，一言一事必求理义之必然，则虽繁劳之极而无纷乱，亦曰静，引申假借之义也。安静本字，当从立部之竫。

所以，如果要给儒家的静坐下一个定义的话，概括起来讲，就是指人体精神的淡泊冲和，内心思想的安定、平静，同时，通过坐的姿态，让形体保持静态平稳、让呼吸保持祥和有序。

儒家的静坐，还可以称为"端坐""正坐""危坐""兀坐""默坐"等。静坐的时候，最基本的要求就是端正身体、整肃仪容、安神静虑。一般情况下，多数是在书房、卧室、客厅等场所进行，或者并不需要刻意营造特定的环境，只要确保自身不会受到外界音噪干扰，均可以随处施行。多数情况下就是端坐在坐椅等普通的坐具上，一般都是不要求盘腿。但是，通常来说会要求身体保持端正稳重，同时让两脚自然垂下着地，两手则平放在大腿上。这种简单入门又很容易学会操作的静坐模式，是特别舒服的，也是儒家非常推崇的一种日常研习方法。

儒家的文化，很重视入世理想主义和人文关怀精神。儒家追求社会价值的崇高和个人精神品德的完善，要求做到"立功、立德、立言"。这个标准不仅仅要求有道德的社会实践，还要求这些品行形成传世的著作，成为世代广为传播的言论，从而取得"名利、道德、文章"的三重丰收成就。在这样高尚的价值观指导下，儒家学者需要具备很强的身心平衡能力，否则将很难达到自身理想的实现。

脊柱是最重要的支撑结构，脊柱中除了颈椎可以比较灵活的活动以外，其余的椎体活动都是很受限制的，这样也导致了人体的背部成了一个不容易活动的部位。古人很早就明白了这一点，也就是说，背部可以代表一个人安静的状态。只要背部是静止的时候，那么人的思想也就不容易有杂念，内心就不容易为外物所动。人没有受到外界的刺激，保持着内心的平静，古人理所当然就认为，这种状态下的人体，是不会有什么灾难。

静坐，就是儒家非常通用的一种提高身心平衡的锻炼方法。

孟子就是这方面的爱好者。孟子是儒家的代表人物，是继"圣人"孔子之后，又一个伟大的思想家、教育家，与孔子并称为"孔孟"，孟子被后世尊称为"亚圣"。

在《大学》中有一段经典的记载。

大学之道，在明明德，在亲民，在止于至善。知止而后有定，定而后能静，静而后能安，安而后能虑，虑而后能得。物有本末，事有终始，知所先后，则近道矣。

这也是孟子思想中，对人格精神的培养，需要经历"知、止、定、静、安、虑、得"这七个递进的层次。这些思想人格精神的培养，需要通过长时间的静坐研习，来排除身心的各种私欲杂念，最终才能达到圣贤气象这样的境界，从而实现儒家标准的人生价值，那就是"修身、齐家、治国、平天下"。

荀子是儒家学派中非常著名的思想家、文学家、政治家。荀子对诸子百家中的其余各家都有所批评，唯独对孔子的思想倍加偏爱，并且十分推崇，荀子常常以孔子的继承人自居，世人尊称荀子为"荀卿"。

荀子在著作《荀子·解蔽》中，提出有全新的观点。

人何以知道？曰心。心何以知？曰虚壹而静。

荀子这种"虚壹而静"的观念，最后要求落实追求，达到"虚壹而静，谓之大清明"的境界。这是一种极其透彻、毫无偏蔽的境界。在这样的境界中，可以做到明察秋毫，万事万物无不毕现于眼前。荀子的这种思想体现出一种在精神境界上自由自在的高尚，也正是后世儒家学者"澄心静虑"的思想理论源泉。

我们现在无法准确地知道孔子、孟子、荀子这些儒家圣贤们，在日常生活中是如何进行静坐修行的。但是从他们的著作之中，我们可以挖掘出儒家"主静"的思想火花，知道他们通过静坐来谋求正心诚意、格物致知、修身养性，从而去探究万事万物的道理，以及去理解生命的奥义玄妙之处。

尽管儒家调息静坐的渊源甚古，也最具特色，但在早期文献的记载方面，却相对显得薄弱，有关静坐的论述也比较零星分散，这方面的专著也不多。具体到内容上，儒家静坐的早期记载，大多数有调息静坐时身心相关的体悟描述，对于具体方法和操作则记录比较简略，对于调息静坐的时空环境要求似乎也并不大在意。

到了宋朝和明朝，儒家的理学家们对"虚静"就更推崇备至，逐渐把静坐当成一种儒家理学的日常必修课，随之而来的关于静坐的记载也就变得十分丰富起来。

最开始，是宋朝的理学鼻祖周敦颐。他认为圣人是可以学习而成的，人人皆可以成为圣人，前提就是需要静虚无欲，实际上就是要提倡学习静坐。周敦颐在他的著作《太极图说》中，认为宇宙的本原是"无极"，太极本无极，太极具备两个原始的特征：第一个是无形，第二个为虚静。所以他认为，中正仁义是人生最高的静定境界，也就是"主静"。

到了后来，朱熹把静坐的理念发扬光大，使得静坐成为儒家理学研习的主流。朱熹的学术造诣非常高，这和朱熹非常喜欢静坐有直接的关系。

朱熹静坐，特别重视心性涵养，直接体现为道德品性的修行。

静坐无闲杂思虑，则养得来便条畅。静便定，熟便透。静为主，动为客。静如家舍，动如道路。静时不思动，动时不思静。人身只有个动、静。静者，养动之根；动者，所以行其静。存养是静工夫。

除了道德品性的修行之外，朱熹还认为静坐是做学问非常重要的途径。

《朱子语类·卷十二》就把做学问和静坐紧密关联起来记载。

始学功夫须是静坐。静坐则本原定。虽不免逐物，及收归来也有个安顿处。譬如人居家熟了，便是出外，到家便安。如茫茫在外，不曾下功夫，便要收敛向里面也无个着落处。心要精一，方静时须湛然在此，不得困顿，如镜样明，遇事时方好，心要收拾得紧。

朱熹偏爱静坐，除了受老师李侗的影响之外，还源于他自己身体的缘故。朱熹原本体弱，特别是在中年之后，身体状况更是不太好，很容易出现身体疲劳的现象，导致经常患病，尤其视力下降得特别厉害。通过静坐，可以解除身体的疲劳，让自己的身体得到休息，从而保持旺盛的精力。

朱熹在《答蔡季通》中，记载有详情。

近觉读书损耗心目，不如静坐省察自己为有功。幸试为之，当觉其效也。

这是朱熹在和蔡季通的书信中，谈及自己心神疲惫、眼睛视力出现下降后，通过静坐，达到了很好的治疗效果。

在《答潘叔昌》中，也有这件事的记载。

熹以目昏，不敢著力读书。闲中静坐，收敛身心，颇觉得力。

朱熹甚至还指导门下弟子郭德元，提及要静坐。

人若逐日无事，有见成饭吃，用半日静坐，半日读书，如此一二年，何患不进！

看得出来，朱熹对弟子郭德元的要求，认为静坐和读书，同等重要。这也是著名的儒家理学要求 "半日静坐，半日读书" 的典故由来。自朱熹以后，静坐成为儒家的一种通用修行法则。

从静坐中领悟大道，最著名的儒家学者要属王阳明了。明武宗正德元年（公元1506年），王阳明被贬官到贵州龙场，政治环境险恶万分，加上龙场这个地方 "蛇虺魍魉，蛊毒瘴疠"，外部环境异常恶劣，这个时候的王阳明正好处于人生逆境中的绝对低谷时期，真可谓内外交患，岌岌可危。

王阳明日夜静坐反省，终有一日突然顿悟：

始知圣人之道，吾性自足，向之求理于事物者误也。

这场由静坐引发的惊天大悟，史称 "龙场悟道"。王阳明主张静坐，以静坐澄心来传道授业解惑，体认天理良知。他的谆谆教诲，目的很清楚，他认为静坐为体认天道的手段，而不是目的。当然，静坐修行在涵养心性的同时，自然而然也会有凝聚精神的作用，从而达到养生保健的效果。

阳明心学后来发展成七大学派，分别为浙中、江右、南中、楚中、北方、粤闽、泰州等学派。阳明心学的徒子徒孙们，在静坐方面同样是有着非常精湛的理论阐述，以及实践研习的经验。

自从孟子提出 "知、止、定、静、安、虑、得" 这七证之说后，儒家静坐的主旨一直围绕着 "存心养性" 这个中心思想。儒家静坐对坐的姿态本身，以及对坐的具体方法细节都不是特别地在意，主要是强调注重道德情操和品格修养的形成。通过静坐的修行，要求做到在静坐过程中，没有杂念，虚怀若谷，从而明白事理，提高自我认知的能力。儒家把静坐作为一种治学功夫的入门手段看待，用来领悟事物的道理，最后成就自身的圣贤气象。这种追求，无疑是非常高尚的。不仅如此，儒家在对待静坐这件事情上，确实有着非常细致的落实，那就是把静坐当成一种日常的功课。儒家学者把静坐彻底融入了自己的日常生活之中，始终通过静坐来保持身心的平衡。

前文提到的很多儒家学者，他们自幼就是柔弱多病的体质，加上长时间读书，缺乏运动锻炼，自身的健康很容易出现问题。

朱熹在《答江清卿》中就是这样记载的。

中年气血非前日之比，服药亦难见效，惟有虚心调气，静以养之，庶或少可补助耳。

所以，儒家选择静坐这种修行方法，来调养自身，也是有养生保健、增强体质的实用主义需要。身体健康、精力旺盛，是读书、治学活动持之以恒的物质基础。在读书治学活动之前进行静坐养生。在静坐之后，身心处于放松的状态中，意念高度集中，可以抛开外部世界的纷扰，从而获得内心安宁。这样一来，儒家学者们就能够精力充沛、神情饱满，读书治学的效果自然也就更好。

第四节　医家与静坐

中国传统医学的生命观，一直以来就是比较朴素的。认为人类的生命和大自然其他的生命一样，同属于自然现象的一种。

人类生命活动中，出现的生、长、壮、老、死，也都是生命的自然过程。人类面临的种种疾病，则是这个自然过程中随时随地都可能出现的另外一种自然现象。所以，从胎儿在母体的孕育，到婴儿的呱呱落地，以及人这一生中出现各种各样的疾病，最后到达生命的终点，对人整个生命过程中健康的呵护，治病救人，养生保健，就是中国古代医家最大的历史使命和责任。从这个角度来看，养生主静，也是为治疗疾病或者养生保健服务的，是中国古代医家一种重要的辅助手段。

中国古代医家，对于养生主静在医学中的实践应用，实际上由来已久，在《黄帝内经》时代就已经有明确的记载。

在《黄帝内经·素问遗篇·刺法论》就有一段非常有趣的记载。

所有自来肾有病者，可以寅时面向南，净神不乱思，闭气不息七遍，以引颈咽气顺之，如咽甚硬物，如此七遍后，饵舌下津令无数。

这段文字的记录，可以说是当今现存的古代医籍中，关于静坐调息在医学实践中的应用，属于比较早期的文献记载。

但是，养生主静的这种思想，却一直为中国传统医学所倡导。

《黄帝内经·素问·上古天真论》篇中就提出有这样的理念。

夫上古圣人之教下也，皆谓之虚邪贼风，避之有时，恬淡虚无，真气从之，精神内守，病安从来。

养生保健的法则，无非是两个方面。一方面是避免外界致病因素的侵袭，另一方面是避免内部情志的刺激，固守精气神。养生主静，就是通过精神内守，使得体内气机在经络间自然地运行，从而解决机体中存在的各种郁积，最后才能够达到"正气存内，邪不可干"的健康状态。

《黄帝内经·素问·痹论》中就有记载。

阴气者，静则神藏，躁则消亡。

也就是说，人能够安静，则可以藏精、神、魂、魄、志、意等，那么外邪就不能入侵。如果人体躁扰妄动，则精气容易耗散，神志可能消亡。静坐养生能够使散乱的情志逐步重新回归于安静，神定则气和，气和则血顺，从而可以确保人体处于健康的状态。

前文提到的儒家、道家的理论，如果追溯到源头，都是和"易"有关的，而"医易同源"的理论则足以说明，医家的理论渊源，会比道家的理论更加古老一些。

这种养生主静的思想，还体现在中国传统医学的诊法中，在《黄帝内经·素问·脉要精微论》中就有明确的诊脉要求记载。

是故持脉有道，虚静为保。

中国传统医学在诊脉时候，无论是医家还是患者，都需要虚心静气，心无杂念，精神集中，才能使诊察更加准确。这也是中医脉诊的根本法则，一直以来都被历代医家严格遵循。《黄帝内经》中还有非常多类似的经典名言来对"养生主静"进行论述。

动和静相互结合，是中国传统医学健康养生理论的特色之一，这种理论和儒家、道家、佛家有着很明显的区别。这是中国古代医家在漫长的临床医疗实践过程中，不断总结，最后形成的理论。这种理论通俗易懂，有利于传播，也显得更加科学和有效。

《黄帝内经·素问·生气通天论》中有这样的记载。

苍天之气清静，则志意治，顺之则阳气固，虽有贼邪，弗能害也，此因时之序。故圣人抟精神，服天气，而通神明。失之则内闭九窍，外壅肌肉，卫气散解，此谓自伤，气之削也。

所谓"抟精神，服天气，通神明"，就是说要做到精神专心致志，以顺应天气的各种变化，人体吸纳自然之天气，从而通达阴阳变化的道理。这可能是中医养生主静比较早期的文献记录。

中国传统医学中的这种养生主静思想，通常还会和导引术并行。

导引术是我国古代的呼吸运动与肢体运动相结合的一种健康养生方法。

《黄帝内经·素问·移精变气论》篇中有专门的论述。

往古人居禽兽之间，动作以避寒，阴居以避暑，内无眷慕之累，外无伸宦之形，此恬憺之世，邪不能深入也。

动作，就是运动；阴居，就是在阴凉的处所静坐休息。这段描述，非常生动地体现了原始人类的日常保健活动。在原始社会时期，儒、释、道学术思潮尚未出现之前，远古时期的中国先民，为了适应自然界以求得更好的生存质量，趋利避害自发地选择了运动来进行避寒，可以称得上是最早期的导引术。《黄帝内经》更是明确地把"导引"作为"砭石、药物、灸焫、微针、导引按蹻"这五种治疗方法的一种加以重视。

导引术式的名称也是有多种多样的，但是通常来说，多数是模仿动物姿态的仿生式为主。

1973年底，长沙马王堆三号汉墓出土了大批帛书，其中有一副帛画，帛画的后段是一幅绘有四十四个各种人物的图像，定名为《导引图》。在这些图式中，主要是站立的姿态，也有少数几个是坐的姿态，但是没有卧的姿态，可以推测卧式的导引，起源会比较晚一些。

《导引图》是先秦导引术的总结，是目前为止关于导引术最早期和非常重要的历史文献记载。长沙马王堆三号汉墓出土的《导引图》帛画，虽然有图式，但是缺乏文字说明，仅有寥寥数字的名称描述。

1983年12月，在湖北江陵张家山三座汉墓中出土了大批竹简，虽然统称从三座墓中出土，但是实际上其中绝大部分竹简都出自第247号汉墓，其中就有1984年1月出土的《引书》竹简。原简自名为《引书》，意即导引之书。《引书》是一部对导引术的文字解说和理论阐述的书籍，书中第二部分，一共记载有六十五种导引术式，并对其中的三十七种有名称和文字解说，以及导引术治疗四十四种疾病的方法。

《引书》中记载了丰富的文字解释，使人对导引术的理解变得一目了然。马王堆汉墓帛画《导引图》和张家山竹简《引书》合在一起，恰好就如同珠联璧合一般，显得非常精妙。

到了东汉末年，著名医家华佗发明了五禽戏，在《三国志·华佗传》中就有详细的记载。

是以古之仙者为导引之事，熊颈鸱顾，引挽腰体，动诸关节，以求难老。吾有一术，名五禽之戏：一曰虎，二曰鹿，三曰熊，四曰猿，五曰鸟。亦以除疾，并利蹄足，以当导引。体中不快，起作一禽之戏，沾濡汗出，因上著粉，身体轻便，腹中欲食。

华佗的五禽戏，就是根据导引术的原理而创作的，模仿动物姿态的导引术式名称分别为"虎、鹿、熊、猨、鸟"，共计5种。

晋代著名的道教学者和养生学家葛洪，则是在《抱朴子内篇·杂应》著作中做了相关记载。

或问聪耳之道。抱朴子曰，能龙导虎引，熊经龟咽，燕飞蛇屈鸟伸，天俛地仰，令赤黄之景，不去洞房，猿据兔惊，千二百至，则聪不损也。

葛洪在《抱朴子内篇·杂应》著作中记载的导引术，模仿动物姿态的导引术式名称分别为"龙导、虎引、熊经、龟咽、燕飞、蛇屈、鸟伸、猿据、兔惊"，共计9种。

到了隋朝，太医令巢元方编撰《诸病源候论》一书，导引术被官方确定为主要的医疗手段之一，大力进行学习推广。《诸病源候论》书中并没有记载有一方一药，而是在部分证候下附有针对性的导引法，一共有录导引法278条，除去重复的76条，尚有202条。书中刊载的导引法，方法简单，操作容易，形式多样，内容十分丰富翔实。从《诸病源候论》关于导引术的记载来看，作为古代一种很重要的医疗手段，导引术本质特点就是调和气血平衡，养生保健，治疗疾病。

由此可知，中国传统医学中的养生主静和导引术是并行的，用于治疗"风身体手足不随候""风冷候"等诸多病候，并在临床实践中被广泛地应用。《诸病源候论》对导引术在治疗疾病中的应用描述，可以说是长篇累牍，细致入微，是中国传统医学中记载导引术最多的典籍。

到了唐朝，导引术在中国传统医学中的地位逐渐达到高峰。唐朝王焘编撰《外台秘要》时候，将《诸病源候论》中有关治疗疾病的养生导引法，基本上按原样录入，并做了若干的补充。

宋朝的导引术，则以八段锦为代表最为有名，并且影响和流传都非常深远。

八段锦是由若干种不同的导引术式动作组合而成的一套动作，并以歌诀的形式加以刊载，在民间得到了广泛普及。

导引术在古代医家的学术体系中，仅有一个非常单纯的初衷，那就是养生保健和治病救人的功能。导引术的本质特点，就在于调和人体阴阳气血的平衡，保证生命处于健康平衡的状态，有病即可治病救人，未病则成养生保健。

毫无疑问，因为中国传统文化的特点，导引术在发展演变的过程中，也不可避免地掺杂着儒、释、道的思想。这种你中有我、我中有你、难分彼此的情形是十分普遍的。甚至在传统武术中，也能看到导引术的影子。但导引术融入医家之外其他学术思想体系的时候，都不约而同地改变了原来的名字，都不再叫导引了，被另外冠上了其他的名字。

除了动静结合的导引术，中国传统医学对于单纯的静坐养生，应用也非常广泛，而且都有一个核心的要义，那就是履行治病救人、养生保健的功能。

唐朝的药王孙思邈，他在《备急千金要方·卷二十七·养性·居处法第三》就有这样的记载。

凡在家及外行，卒逢大飘风暴雨震电昏暗大雾，此皆是诸龙鬼神行动经过所致，宜入室闭户，烧香静坐，安心以避之，待过后乃出，不尔损人。或当时虽未苦，于后不佳矣。又阴雾中亦不可远行。

孙思邈对"静坐养生"要求在室内，关门闭户进行，而且焚烧香物以辟邪。孙思邈还在《银海精微序》还有静坐养护视力的记载，以及医家在为患者施行金针拨内障术之前的准备阶段，医家需要静坐调息定息的记载。

有能静坐澄神，爱护目力，放怀息虑，心逸目休，调和饮食以养之，斟酌药饵以平之，明察秋毫，断可必矣；

静坐片时，定自己之气息。

李东垣在著作《兰室秘藏》中也有记载。

有所劳伤，皆损其气，气衰则火旺，火旺则乘其脾土，脾主四肢，故困热无气以动，懒于语言，动作喘乏，表热自汗，心烦不安，当病之时，宜安心静坐，以养其气，以甘寒泻其热火，以酸味收其散气，以甘温补其中气，经言，劳者温之，损者温之者是也；

今时之人，去圣人久远则不然，饮食失节，起居失宜，妄作劳役，形气俱伤，故病而后药之，是治其已病也，推其百病之源，皆因饮食劳倦，而胃气元气散解，不能滋荣百脉，灌溉脏腑，卫护周身之所致也，故苍天之气贵清静，阳气恶烦劳，噫饮食，喜怒之间，寒暑起居之际，可不慎欤。

李东垣将静坐养生用于临床治疗饮食劳倦所伤病症，被后世医家广泛转载记录，可谓是对这种治疗方法推崇备至。后世医家还扩大了这种治疗方法的主治范围，用于治疗妇女血风劳、劳瘵、虚劳、劳倦所伤等多种疑难病症。

此后，到了明清时期，因为儒、释、道对静坐养生已经普遍接受，自然也得到了医家的普遍认可，关于静坐养生的专篇专著大量涌现。在明清医家的著作中，静坐养生广泛地应用在日常预防养生保健及临床治病、病后恢复调理等方面。甚至还有医家要求门下弟子们学医时，需把静坐读书当成一种每天学医的礼仪规格来对待并严格要求自己。

明朝医家李梴就是这样要求的，他在《医学入门》的最后撰写了《习医规格》篇章，多次谈及静坐的要求。

每早对《先天图》静坐。《入门》书既融会贯通，而后可成一小医。仍需愈加静坐，玩读儒书，稍知阴阳消长，以己验人，由亲及疏，自料作车于室，天下合辙，然后可以应人之求。及其行持，尤不可无定规，每五鼓清心静坐，及早起仍玩儒书一二，以雪心源。时时不失平旦之气为妙；病机稍有疑滞，而药不甚效者，姑待五鼓静坐，潜心推究其源，再为诊察改方，必无不愈；悟后而不早起静坐调息，以为诊视之地者，欺也。

这篇《习医规格》特别强调把静坐读书当成医学生的一项准则，并且格外重视，体现了中国传统医学中人文关怀的精诚要义。但是，明清时期的医家对于静坐养生的具体操作，尤其是对调息的理论研究，实际上并没有太多的独到之处，略显稀疏平常。

时今日常讲习，我们通常都喜欢详尽大量引用其他著作的原文，并且尽量注明出处，实际上是想帮助爱好者初学，可以快速顺思路脉络，以方便后学者学习静坐相关的理论，知其来路，步入正途，少走弯路。

虽然，在静坐养生的理论研究上，明清医家没有什么大的建树。但是，对于静坐养生的宣扬和治病，却涌现了大量的记载。

最有名的记载出自清朝名医魏之琇，他在《续名医类案》就有静坐养生治疗虚劳的记载。

凡劳心劳力之人，须时时偷闲歇息，以保既耗之元气。盖气根于息，息调则气调，气调则一身之中，无不流通四达，百脉安和，神情清泰，虽劳不甚苦人矣。调息之法，端默静坐，随境澄心，口目俱闭上，于鼻中徐呼徐吸，任其自然，勿得作意思维。若着力太重，反使本来不息之真，窒而不利。此治虚劳之妙法，仿而行之，无有不验，胜于药饵多矣。

医家的静坐养生论述，同样也是内容丰富，甚至包括了儒、释、道三家的静坐理论和实践，都能在中国古代医家的著作中有所转载抄录，这个正好充分显示出中国传统医学的开放包容性质，兼收并蓄了各家精髓。和儒、释、道三家静坐修行浓浓的宗教情怀不一样的是，中国古代医家并不追求成为圣人，也不追求成佛果，更不追求成为神仙。中国古代医家的静坐养生修行，核心完全就是在强身健体、预防和治疗疾病这几个着眼点上。

中国传统医学中，关于静坐养生的关键词就是调和。通过调和，使得气血津液、脏腑经络、内外表里保持一种动态的平衡状态，这样一来，人体在生理功能和心理精神这两个层面上，都达到健康的水平，从而远离疾病的困扰。而且中国古代医家这种包容兼有的胸怀，使得凡是有益于身体健康相关的静坐养生内容，都非常乐意刊载到各类医学著作中去，以供后人学习研究之用。尽管这些记载，在我们前面的论述中提及有一些瑕疵商榷之处，但这是历史的大环境所导致的，并非这些古代医家刻意为之。

被中国古代医家所采纳的方法，他们都是会结合中国传统医学中的阴阳气血、藏象经络等理论，加以合理解释，成为可以用中国传统医学基础理论去理解和实践的内容。

我们可以举一个典型的例子，比如明朝万全在《养生四要·慎动第二》对静坐调息的理论阐述。

学长生者，皆自调息，为入道之门。命门者，息之根本也；脉者，息之橐籥也；口鼻者，息之门户也；心者，息之主也。有呼吸之息，有流动之息，有止息之息，而皆统于肾焉。动则息出乎脉，静则息入于肾，一动一静，心实主之。智者动静皆调，昧者只调其静，至于动，息则乱矣。故曰，经夫蹶者趋者，是气也，而反动其心。

这里就是结合了中国传统医学基础理论中关于生理学的认识。

万全还在《养生四要》中也记载了他自己静坐养生的真实体会，十分通俗易懂，毫无深奥、枯涩难懂的言辞。

吾常学静坐，内观其心是什么样子，只见火焰起来，收煞不住。乃学古人投豆之法，以黑白二豆分善恶。不问子后午前，但无事便静坐一时，只是心下不得清静凉快。却又将一件事，或解悟经义，或思索诗文，把这心物，不能脱洒。到今十年，稍觉得心下凉快一二分，虽不拘束他，自是收煞得住。

中国古代医家对静坐养生的论述，除了在医理上的解释之外，更多则是具体的方法记载，通俗易懂，容易广泛传播。

在中国历史的文献记载上，关于静坐的方法和经验都是非常丰富的，不管是道家的坐忘、胎息，还是佛家的坐禅、止观，通常只要是有益于养生保健的内容均可能被援引载录到中国传统医学的著作当中。因为中国传统医学中的静坐描述，着重点是在于养生保健、防病治病的现实意义，所以所有的记载中，均没有教义、教理这些繁文缛节的规定，对静坐的坐姿形式也没有严苛的要求。甚至，都不强调坐姿，时辰和环境也灵活多样，总以患者耐受为度，任其自然作为前提。

就静坐时间而言，或不拘时候，或向晦，或辰巳，或醒时，或子午卯酉时，或旦夕，或夜半，或临卧，或服药后，或闲暇，或初觉病时，或大病后等等，显得十分灵活多变，因时制宜。

就静坐环境而言，或入室闭户，或坐于床，或幽室静坐，或净室静坐，或密室静坐，或面东静坐，或面南静坐，或静默端坐，或盘膝正坐，或趺坐凝息，皆遵循方便易行原则，环境不拘一格。

正是因为这样的缘故，中国古代医家关于静坐养生的论述，更容易被大众所接受。

第五章

静坐与现代医学理论

第一节 神经系统

人类能够认识理解这个世界，同时可以改造适应这个世界，最大的因素，是因为人类有一个强大的大脑，以及由这个大脑指挥控制把持着的系统，也就是神经系统。

随着有机体结构的复杂化，其反应的可变性范围，也随之作相应的增大，与此平行的是神经系统的出现。有机体和内、外环境间的动态平衡得以实现，主要是靠神经系统的调节。人类神经系统十分复杂，是人类在进化过程中逐渐演变而成的。

静坐修行通常都从集中精神开始。此时，大脑后部区域的枕叶活动虽然会有所减弱，但是位于大脑前部区域的额叶活动则会明显增强。脑细胞开始分泌内啡肽、血清素等物质，这些都是帮助人体神经系统放松、平静的重要因素。此时，大脑中会出现大量α波，大脑后枕部的α波节律逐渐向前额部位转移，前额区和中心区的α波强度会大幅度增加。这个时候，人体激素明显增多，从而使得血管扩大，血液流动更加通畅，三磷酸腺苷（ATP）明显增高。

人体生命结构中，组织细胞要进行正常的新陈代谢，不可或缺的物质当中，就包括了三磷酸腺苷。如果ATP这种高能化合物增高，那么人体免疫系统的功能就可以得到极大地增强。

由于额叶与人类的智力活动密切相关，所以静坐修行能使大脑敏捷，在静坐中人们经常会触发各种丰富的灵感，产生一些新的思路，回想起一些被遗忘的往事。

人类进行长期的静坐修行锻炼，前额叶脑皮层的厚度会得到增厚，右前脑皮层的厚度也都会得到相应的增厚。而人类大脑控制人体注意力和感知能力的皮层，正好就是前额叶脑皮层和右前脑皮层。一般来说，这些区域在方向感、立体感等方面对人类起到作用。

有研究显示，一些著名的音乐家、运动员、语言学家等，他们的这部分脑皮层区域都比普通人厚一些。这也就可以用来解释，为什么有的人在静坐修行的时候，身体入静以后，人体就通常会感受到一种忘我的美好感觉，甚至有的人在大脑自我感觉中会出现一种忘记时间、忽略空间的奇妙感觉。

α波为优势波时，人体的大脑意识虽然清醒，但是身心却是非常放松的。通常认为，这些是和一个人平静稳定的心情，以及轻松愉快的感觉是有关系的。在这样的状态下，人体消耗的能量是最少的，而脑部获得的能量则相对来说变得较高，大脑的运作速度也会更快、思维通畅、灵感激发、直觉敏锐。

我们平时在日常生活中，由于大脑受到外界的各种影响和干扰，意识相对来说可能就会变得有些混乱，心理可能就充满了一些烦恼、忧愁，或者紧张。

练习者进行长期的静坐修行锻炼，如果进入到很好的入静状态，大脑中的α波会容易得到加强。随着入静的程度愈发加深，大脑中的α波电压也会变得越来越高。这个时候，脑电波也会变得具有越来越好的同步协调性，大脑内更多的神经细胞自然而然就会被激活。这个时候，大脑可以把混乱的意识转变成为清晰，并且还是愉悦的意识。如果还有烦恼、忧愁或者紧张的意识，也同时可以得到缓解，乃至清空释放。

　　由此可见，当人体的大脑处于α状态的脑电波时，意识和潜意识完全处于一种开放场景，可以彼此进行沟通和对话，而不是处于彼此隔绝的状态。身体感觉层面的意识和记忆，比较容易和大脑的潜意识进行沟通和对话，让人体处于最佳的放松状态。

第二节　呼吸系统

　　人体无法像随意运动那样，用大脑的意识来控制人体内脏的功能和活动。但是，在人体中有一个器官是例外的，这个器官的活动，既受到不由大脑控制的自主神经的调节支配，同时，大脑意识也能够部分地参与调节支配器官的功能活动，这个器官就是肺脏。

　　通过调节呼吸运动，可以调整自主神经系统的功能。比如，我们在静坐的时候，可以通过深呼吸，使得交感神经系统活性降低，副交感神经的活性加强。

　　在静坐过程中，通过特定的呼吸调节和控制，可以使得暂时紊乱的自主神经系统功能逐渐地恢复到正常状态下的平衡。这也可以解释，为什么多数静坐修行的人，通过简单的调息就能产生保健的效果，这实际上是有生理学基础的。

第三节　淋巴系统

　　淋巴系统的功能，最初被认为仅仅是一个吸收组织废物功能的排泄网络。后来，才明确淋巴系统是参与维持细胞外组织液的平衡、稳定细胞化学环境的一个特殊系统。

　　淋巴循环是人体循环系统的重要组成部分，它对于维持体液平衡、保持人体内环境的稳定性、保证组织细胞正常的生命活动，以及对某些疾病的发生和发展过程都有重要意义。

静坐过程中，通过呼吸的控制，可以大大改善淋巴回流。深深吸气的时候，胸廓体积增大，肺脏因为吸气，始终处在一种被动扩张的状态中，所以会表现出回缩的倾向。这种回缩产生的力量在得到一定的加强以后，自然而然也会使胸腔内产生的负压进一步加强，从而导致淋巴液流动的吸附作用得到了进一步加强，淋巴液回流也就得到了额外的加速。

长期的静坐修行，让全身的骨骼肌肉都会变得更加平衡协调，可以增强淋巴系统的管道疏通，减少淋巴系统的各种堵塞，从而保持淋巴回流的通畅性。这种良性的和谐状态，对淋巴系统本身的功能也会起到加强作用，人体的免疫系统也可以得到大幅度的提升，增强了人体抵御疾病的能力，从而保持人体的健康。

第四节　心血管系统

心脏是推动血液流动的动力器官，主要功能是泵血。心脏收缩的时候，将血液射入动脉中，并通过动脉系统将血液分配到全身各器官组织中去；心脏舒张的时候，再通过静脉系统使得血液回流到心脏，为下一次射血做好准备工作。

因为各种各样的原因，导致组织血液流量的减少，会使得组织细胞发生缺血性损伤。缺血所引起的组织损伤是致死性疾病的主要原因。

如果人体已有相关的心脑血管系统疾病，远程缺血预适应的方法可以有不错的临床治疗效果。比如，高血压病患者通过降低血压来治疗脑出血疾病等。针对这些疾病，远程缺血预适应在临床上已经作为一种有效的治疗措施，被许多临床医生加以应用。

实际上，在中国传统医学中，这种远程缺血预适应是非常常见的。

在《按摩经》中就有记载一种非常特别的按摩手法，叫"脚踏火轮"。

"脚踏火轮。人病两肩沉紧，手指疼痛不能食物，此皆痰气，风寒所致，用脚法蹬散。令患人仰卧，将臂伸开，从臂根天府穴用脚蹬住，稳定不可摇撼，觉手臂麻木，手似出冷气，轻轻将脚抬起，臂似火热，血气散矣。"

这个"脚蹬火轮"其实就是一种远程缺血预适应，采用外力，在短时间内压闭大血管及神经，造成手臂供血的中断，这样患者的手臂会感觉到麻木、气出。手法结束后，手臂的血液迅速得到回流，局部产生一种奇特的暖流感觉，这是一种非常舒适和美妙的感受，可以出现持续数秒钟的体验。这种暖流感觉传到肢体的末端或者肢体病变的部位，可以起到调节气血的作用，促进气血的流动，改善肢体末端的温度。如果我们采取类似的做法，比如轻压下肢膝关节后面的腘窝部及大腿根部内侧的股动脉，也会出现同样类似的效果（请在医生指导下进行尝试）。

在《按摩经》中，还记载了用"足下生风""二龙戏珠"等类似的方法进行推拿按摩。

"足下生风。病人有上盛下虚，头目昏沉，胸膈痛楚，腹气胀满，疼痛不休，四肢沉重，腿膝酸麻，此气血不能散也。宜手法从上按穴拿到小腹气冲、归来两穴。前阴旁有动脉，此上下通行之要路也。闭结不通，余热不能下降。令患者仰卧，用脚踏右气冲穴稍斜，觉腿足沉重，将脚轻轻抬起，邪热下行如风。再用脚踏左边如前。所谓扬汤止沸不如去薪，此之谓也。"

"二龙戏珠。六腑气闭，上下不能流通，不宜手法按摩，按之疼痛，不下反上壅，呕逆痰涎不已。用手大指从大腿窝里气冲穴有动脉应手，重按轻抬无度，引气下降，亦止沸去薪之忙也。"

如果想降低因为严重缺血后复灌注带来的损伤程度，通常需要预先进行多次时间短暂、但是次数重复的缺血再灌注训练。

若长期遭受缺血，在血流复灌注的早期，预先进行数次反复、时间短暂的复灌注，这种措施也同样可以大大降低随后持续复灌注所造成的损伤程度，这称为缺血后适应性保护作用。

静坐时，因为普遍要求进行盘腿，可能使得腿脚局部的血流出现暂时性减少或者阻断。当静坐锻炼结束后，由于解除了盘腿的状态，腿脚的血流得以重新恢复。整个过程本质上就是一种远程缺血预适应，所以，静坐结束后，放开盘紧的大腿，双腿重新恢复正常的血液再灌注后，就会产生一种愉快的体验。

对于初学者来说，只要盘腿静坐的状态持续稍微长一点的时间，就会感觉腿脚出现疼痛难忍。即便是坚持到静坐结束之后，人体解除了盘腿的状态，但是腿脚仍然还会出现麻木、胀痛的感觉，甚至出现针刺样的强烈疼痛感觉。这些情况和肌肉皮肤血流再灌注产生的反应直接相关。如果这种不适感比较强烈，则通常需要缩短静坐的时间，还可以通过反复多次、时间短暂地放开腿脚的压迫，反复利用缺血后适应性保护作用的原理，经过多次重复地训练，这些不适感可以得到有效缓解。随着静坐的熟练，这些不适感就会逐步地减轻，乃至最后消失。此后即便进行长时间的静坐，基本上也不会再出现这些不适的现象。

静坐时盘腿，对心脑血管疾病的预防和治疗作用，就是得益于这种缺血预适应的保护作用，以及缺血后适应保护作用。这实际上就意味着远程缺血预适应，以及缺血后适应产生保护作用已经出现。由于静坐者每天重复进行盘腿训练，这样一来，人体的心脑血管系统在不知不觉的情况下，时刻都受到这种保护作用的影响。

静坐是预防和治疗心血管疾病的一种有效方法。静坐能够缓解神经系统的压力。远程缺血预适应的理论，能够很好地进行诠释，为什么患有心血管疾病的人坚持进行盘腿静坐的锻炼，能够明显从这项锻炼中获得额外的收益。因为，盘腿静坐对心脑血管疾病患者，产生了一定的保护和治疗作用。

第五节　脊柱生物力学

静坐除了和神经系统、呼吸系统、淋巴系统、心脑血管系统有密切的关系外，还和一个非常重要的因素直接相关，我们总结称为"脊柱的生物力学平衡"。静坐养生保健，预防和治疗疾病，都离不开脊柱的生物力学平衡。

静坐的时候，无论是儒家、佛家、道家还是医家，虽然各家都是根据个人腿脚骨骼关节的个体差异，以及根据各自肌肉的肥厚、肌腱强弱、韧带的弹性柔韧度情况不同，从而采取较为普通简单双脚均在下方的端坐、单盘、散盘、双盘等各种不同坐姿来安放自己的腿脚。但是，总是要求保持脊柱的正直，抬头平视，放松身心，调整呼吸，逐步入静。

脊柱的正直是一种平衡状态。平衡就是生物力学的原理，调节脊柱的生物力学，达到肢体的平衡。

学习静坐，理解脊柱力学的相关知识是最重要的。前面的医学理论是向大家介绍静坐健身是有医学依据的，而脊柱生物力学不但和静坐健身有医学理论关联性，还需要借助理解脊柱生物力学原理来自我调控脊柱运力气的模式。

健身静坐在实践中，就是根据脊柱力学原理来合理分配力气的使用，构成一个有利于身心健康的完整结构。基于合理支撑身体的结构才有后续气血的通畅、肌肉韧带的强壮、五脏六腑的安康。临床上，我们发现大部分亚健康都和脊柱失衡有关。有的人经常失眠头晕，检查后是因颈椎病引起；有的人心脏不适、心悸心慌，甚至部分高血压，检查心脏本身很正常，最后发现是胸椎小关节错缝及韧带粘连导致的，保健按摩后就得到了明显改善；有的人胃部消化不适，胃镜检查也正常，吃促进消化的药物也不见好，调理脊柱后再指导进行适当拉筋运动就康复了。所以，谈健身静坐，必须重点谈脊柱的力学知识，只有理解了脊柱发力的模式，才理解锻炼动作的意义。要不然，盲目的模仿动作锻炼，只追求动作外在姿势的到位，却忽视了脊柱的运力气模式，扭伤了脊柱就得不偿失了。

静坐作为一种健身法，和其他体育运动有明显的差异性，户外体育运动都是以外在动作为主，可指导模仿外在动作再感悟运动的技术。静坐健身是外在姿势保持静止，躯体内在却需协调灌力气维持平衡的静功。可以先指导大家拉筋和盘腿基本功，但具体怎么样在实践中运力气维持静坐姿势，让静坐构成强身健体的功夫就需要结合脊柱力学理论来分析。

脊柱的重要力学作用就是"支撑力"，故十四经里有一条称为督脉，督脉与脊柱段方向是一致的，督脉运气叫作升阳气，其实就是一身核心力量之基础，脊柱的支撑力是沿着脊柱一节节叠起来的，看不见外在的表现，最多表现出躯体挺拔些，那么古人描述成升阳气就很容易理解。

怎样用支撑力来理解静坐？第一，在脊柱构造中，弹性的椎间盘在椎体间，椎间盘的弹性就是维持脊柱活动发力的枢纽点。第二，脊柱椎体的序列曲度是靠最核心的韧带维持的，包囊椎间盘和椎体的韧带稳定性越好，就越能减轻脊柱外围的肌肉来扶持脊柱的力量，这点就是静坐的力学重点知识。我们必须集中注意力在整个脊柱内来调节平衡躯体，而不是依靠周身紧张的肌肉来维持僵硬的躯体姿势。只有注意力集中在内部撑起脊柱的力量越大，就越能放松肩背肌肉的紧张，而要进一步放松腰部的肌肉紧张，就必须将注意力集中在腹部内，从而撑起脊柱。第三，我们每次活动低头抬头时，都改变了脊柱支撑力的稳定状态，那么，加大腹部提气，沿着督脉经络走向提肛发力气固定骨盆底部，放松整个脊柱，好像脊柱失去了周身肌肉的扶持沉下去一样，就让脊柱沉到腹部底受力，再依靠腹部去端正脊柱，就可以马上产生一种支撑力重新达到平衡状态。这样就不会因为低头、抬头，加重周围肌肉的过度紧张而产生劳损。第四，在没有放松脊柱的情况下做各种动作，虽然当下感觉舒服是因为暂时放松了周围紧张的肌肉，但没有真正找到平衡脊柱核心的支撑力，反而会逐渐损伤脊柱。古人静坐重视丹田之气，就是利用腹部丹田的力气来维持脊柱的核心支撑力稳定身体平衡。第五，脊柱核心支撑力其实就是沿着督脉走向，在脊柱内传达腹部力气的过程。

写到这里，我再讲解下管道传达力气的实例，好让大家更容易明白。譬如一个L形软管道，要让软管道维持L形立起来，就必须从底部口不断灌气进去，气往上升就将L形管道立起来了，也不需要在L形管道外在用任何棍子或绳子去捆绑牵拉。力气的灌注就是这么神奇，管道里只要有足够的气运行，虽然里面空空如也却能稳稳立住。如果灌气不足，管道就很难自主立住，必须利用棍子和绳子捆绑靠外力扶持。管道立起的部分就像脊柱，底部就像腹部丹田，外周捆绑的棍子和绳子就是脊柱外周的肌肉韧带。这样比喻示例，大家就容易理解支撑力的模式。

我一贯提倡"力气相随"概念，就是告知初学者，把静坐作为强身健体来对待，不必想得太复杂，只需把注意力沿着经络方向灌注力量去维持平衡就可以了。力气是需要不断地灌注，那么，念头就需要持续放在运力气上，专注此念头，也就避免被其他杂念影响而分心。任何杂念来了，都随其自然来，再让其自然去，因为一旦专注于力气上，心就可以慢慢静下来。

静坐健身，就是不断提高脊柱核心支撑力的强大性和稳定性，也就是不断提高腹部的聚气能力和协调能力。大家理解了力学理论这点，就可以知行合一地去静坐了。

第六章

静坐和易筋

第一节　静坐和易筋的关联性

前面结合历史文化谈了静坐的发展历程和人物故事，说明静坐是一种很有意义的健康养生方法。

但是，为什么有些人静坐找不到感觉，反而会问，平时上班都是长时间坐办公室，难道回家还要静坐？这是因为大家对静坐不了解而造成的误解。静坐作为一门功法，需要身心融入其中去感受和体会，工作中的久坐常常是忘记了身体姿势的错误坐姿，所以久坐生病！而静坐功法，是一种平衡身心养生法，是真正关注自我身心本体状态的训练方法。

静坐盘腿，调息入定，是有很高的要求。盘腿需要拉开韧带，平衡身心需要韧带协调用力，调息需要正确的姿势方可利于健康。盘腿静坐前，必须先从易筋引导开始。《易筋经》是一本导引术古籍。易筋，就是将丹田之气通过各种姿势导引到四肢百骸，让身体活动安康。但易筋后，又需盘腿静坐，调息定气，让气息回归丹田。如此反复，则可保持稳定安康状态。若只是将力气导引出去，长久不聚气回归，必然导致五脏六腑气血不足而引发疾病。有些运动者突然猝死，一般都是心脏缺血导致，心脏长期处于高压状态，心气不足而引起突发疾病。而有些人只静坐，不易筋健骨，导致丹田之气不能通畅全身，也容易引起某些疾病。

所以，静坐是易筋的基础，易筋是强化静坐的条件。

第二节 静坐实践动作经验释解

身心健康，从预防开始。治未病就是在没有生病的时候，加强自我保养，预防疾病的发生。正确的锻炼和家庭按摩保健是其中很重要的方法。

易筋经功法乃中医传统导引术，流传了上千年而得到世人的认可。研习易筋经和静坐，可在家或办公室抽空练习，简单方便又实用，既可以提高身体素质，有利于身心健康，又可学好基本的按摩保健手法（不涉及正骨复位手法），还可以帮助家里老人或小孩子保健按摩，预防家庭成员的各种亚健康症状出现。这样就体现了治未病的精神，真正让大家少生病，甚至不生病。

我开班指导过一位退休的学生，女性，60多岁。只学了半天时间，就初步掌握了"易筋按摩手法技术"的发力气实践法，然后就帮助她朋友保健按摩。通过松解肌肉韧带的紧张，让朋友觉得非常舒服。此类按摩没有使用正骨复位的手法，所以相对安全。由此可见，推广易筋经功法和保健按摩手法是真正走进社区老百姓家的治未病健康模式之一。

有了易筋经功法基础，结合基本的医学常识，再指导大家怎么运力气去保健按摩，足以在家预防很多亚健康症状。

总体来说，静坐是一门"相对的外静内动"的坐功。

1. 静坐第一步：拉筋

先拉开坐骨支点到跟骨下腿部后侧的韧带。再开髋，主要是打开大腿内侧韧带。调节髋关节，学会感受腹部力量的简单平衡法。

2. 静坐第二步：稳定髋关节

可适当让髋关节前屈、后伸寻找脊柱稳定的体验感。围绕髋关节左右摆动，让左右不同的坐骨支点找到平衡的感觉。双侧坐骨支点同时稳定后，提肛收腹，围绕脊柱摆动找感觉。

假如骨盆的位置摆放不正确，力量不稳定，后续静坐健身就是徒劳。很多人以为静坐就是完全放松而让整个髋关节松弛无力，其结果会导致脊柱下盘不稳而出现疾病。真正的静坐是集中围绕脊柱这个核心，让身体的力量顺着脊柱的方向顺利向下传递，从而减少身体五脏六腑和肩背相关肌肉韧带的紧张。静坐的放松概念，是让该承受力量的骨骼肌肉韧带加强承受能力，让没必要紧张的肌肉韧带得到有效的放松，从而让整个身体达到高度和谐的稳定状态。这一步的锻炼，因人而异，有些人天生柔韧性好，盘腿很轻松，再稍稍学习如何控制骨盆力量就可以了。如果暂时还没有足够力量控制骨盆的稳定，平衡好身体，静坐时间不可过长，以骨盆是否可以控制好协调力量为准则。

若骨盆无法有效控制身体，此时的静坐是不利于身体健康的。所以，控制骨盆力量，稳定髋关节，就打好了脊柱健康的地盘根基。坐骨支点和尾闾部位协调稳定髋关节密切关联，也叫作尾闾关，稳定好髋关节就有足够力气稳定骨盆正常姿势，可以说是通了尾闾关。只有骨盆处于稳定平衡的状态，才可以不断加强力量而起到锻炼作用却不损伤身体，假如骨盆失衡，用错误的方式静坐，时间越久就越损伤身体。所以，静坐需要在正确指导下进行。

3. 静坐第三步：挺胸

做好了前面的动作，在稳定骨盆的基础上，先放松上身，然后慢慢把注意力集中在胸腰关节处，挺起胸背，尽量保持"放松上身的感觉"。夹脊关就是在这段，很多人静坐时觉得含胸驼背舒服，是因为督脉之气不能完全顺畅往上输送阳气，故需要在腰部和骨盆稳定的基础上，微收腹而平衡挺直胸椎这段脊柱。刚开始会非常不习惯，因为胸椎保持正常曲度的内部韧带力量不够，所以需要坚持，稳定后韧带力量足了，气也就顺了。记住，力气乃相随，意念到则气到，气到则力到，力到则气顺。静坐时可以在侧面竖放一面全身镜，看着镜子，让自己的本体感觉适应正确的静坐稳定状态。很多人开始静坐时，纠正他明显的错误姿势后，反而本体感总觉得自己身体是斜的、过直的或者偏移的。外在姿势尽管不是主要的标准，但外在姿势起码有一定的平衡标准。譬如有些外在看起来就是明显不正确的姿势，但个体内在感觉却很正常，就需要对着镜子改正。等内在稳定后，又要以内在感觉为主来微调身体，外在的状态在一定范围内是可以变化的，主要是内在结构协调、平衡、稳定为主。

4. 静坐第四步：放松颈椎

有些人静坐时整个身体非常端直而标准，可以说外部看起来是很好了，假如他正确地稳定骨盆和胸椎，那么这个姿势肯定是对的。静坐一年以上，一般腹部可以吸气收缩到很深的程度，假如收缩腹部无力，说明还没有学会正确的运气，只是"徒有其表"而已。气越往上升，感觉越不同，如果对气没有一定的认知，很容易导致颈椎肌肉紧张而绷住，如果一开始静坐时就习惯绷住颈部，以后就很难学会放松。绷住肌肉虽然也端正了颈椎，看起来姿势对了，但内在气机是不顺畅的，长久下来，就容易出现颈椎病，甚至出现气血运行难以完全通畅上行，从而引起头晕头痛，这是因为玉枕关的气机没有通畅。要顺畅玉枕关的气机，颈部一定不能随便用力，要学会放松颈椎肌肉的方法。先微收腹把任脉的气控制住，再放空脊柱，然后灌注力气沿着督脉上升，就可以找到放松颈椎肌肉的体验感。其实，督脉和任脉本身就是一体化平衡身体的能量通道，谈起来是一步步做，实践中是连续的、一起协调平衡身体，无论在哪一步、哪一关都是整体模式进行，只是着重点有顺序而已。

大家可以想象下，头颅骨好比一个椭圆球模型，放在一根细棍一样的颈椎上，又要求颈椎肌肉尽量放松，所以，只以上升的气机力量来支撑头颅骨是不够的，需要脊柱胸腰段整体稳定协调发力。所以，通关要一步一步，但又要用整体观念控制身体。玉枕关气机通畅后就可以很轻松地控制头部的稳定，也就不容易患颈椎病，如果因为静坐得了严重颈椎病，就说明这一关卡住了，必须慢慢体会并修正。

5. 静坐第五步：精神集中

玉枕关气机通畅后放松了颈椎紧张的肌肉，支撑力直接沿着脊柱的核心向上传播，然后注意力集中在头顶百会穴，好像一根绳子吊住百会穴灌气一样，慢慢灌注意念力量，再沿着前额正中垂直下来，眼睛微闭成一条缝隙，斜下注视静坐前方三四米的地面，然后目光收敛，将注意力集中于整个身体，特别是注意内在结构的稳定。

6. 静坐第六步：放松并稳定咽喉部

意念再向下抵达咽喉部，利用吞咽动作增加意念感，将百会穴的灌注力量直达咽喉部位停留稳住，可进一步放松颈椎后背肌肉。为了找到舒适感可以做耸肩缩颈的动作，稍微前倾低头含胸，让力量自然下传到胸膈间，注意力停在胸膈处后，稳住腰骶部和骨盆，慢慢将低头含胸的姿势保持放松后抬起来，身体端坐，保持标准脊柱曲度状态。

7. 静坐第七步：放松并稳定胸膈

稳定控制好胸膈处力量，以坐骨支点为端点，将整个腹部吸气内收，向靠近腰椎椎体的方向持续吸气，定住气息，将鼻孔吸气直接抵达腹部深处。这样循环意念调整身体力量稳定和平衡，即可慢慢进入定住状态放松表面肌肉，将全身力量沿着脊柱序列传入静坐的地面上，全身放空后则气机自然顺利流畅，从而起到了通畅气血的锻炼作用，也有利于锻炼出更加稳健强大的脊柱支撑力量。

8. 静坐第八步：拉筋

无论静坐前还是静坐后，都需要拉筋，如长久不拉筋，则导致韧带僵硬而用力不协调，容易在活动中损伤身体。

第三节 静坐姿势图解

1. 收腹端坐（图6-1）

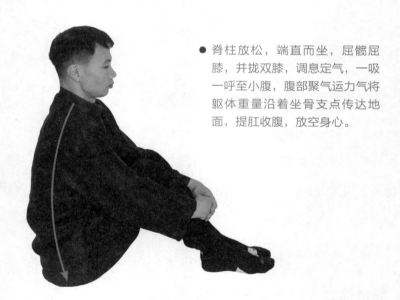

● 脊柱放松，端直而坐，屈髋屈膝，并拢双膝，调息定气，一吸一呼至小腹，腹部聚气运力气将躯体重量沿着坐骨支点传达地面，提肛收腹，放空身心。

图6-1 收腹端坐

此静坐姿势要注意保持骨盆稳定、脊柱平衡的状态。端正骨盆，微收腹，特别是收腹直肌，使椎体腰段力量从脊柱前柱传递下来，从而放松脊柱后柱。如果脊柱后柱用力过度容易导致腰肌劳损、腰椎间盘突出。

力量沿着脊柱前柱传递，是什么样的感觉呢？抱住双膝屈曲后，坐骨支点贴住地面，骨盆贴近大腿，挺直躯体，将躯体的重量压向腹部，突然感觉腰部"没感觉、舒畅多了"，这就是腰部肌肉自然放松、躯体重量沿着脊柱前柱传递的状态。同时注意力在坐骨支点上，通过下压，将重力传递下去。

提肛收腹后，腹部力量感慢慢增强，用腹部控制骨盆。保持腰部放松，配合呼吸，感知通过坐骨支传递力量的状态，好像头顶百会穴有力量通过脊柱传到地面。

2. 拉伸下肢（图6-2）

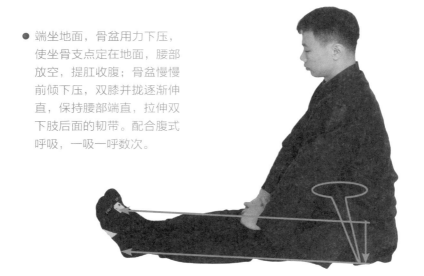

- 端坐地面，骨盆用力下压，使坐骨支点定在地面，腰部放空，提肛收腹；骨盆慢慢前倾下压，双膝并拢逐渐伸直，保持腰部端直，拉伸双下肢后面的韧带。配合腹式呼吸，一吸一呼数次。

图6-2　拉伸下肢

此姿势需保持腰部放松，腹部用力控制骨盆，好像腹部运力气下压骨盆至坐骨支点。再以坐骨支点为定点，灌力下肢并拢伸直，拉伸下肢后侧韧带，特别是膝关节和大腿的韧带。如伸直受阻，可双手下压膝关节，缓慢用力，直到完全伸直下肢为止。配合呼吸灌力至下肢伸腿。临床上，很多患有腰肌劳损、腰椎管狭窄、腰椎间盘突出等脊柱病的患者，一般很难做到伸直端坐这个动作，通过指导锻炼，不仅可以做此动作，还可以缓解腰腿疼痛等症状。

精神集中，专注腹部内部至耻骨上缘用力，可体会到骨盆有力而挺直腰部的状态，此状态是主动在骨盆内各肌肉处运力气，其中腰大肌也从骨盆内穿至股骨附着点。很多腰肌劳损的形成原因就是平时没有主动灌力至骨盆内，导致骨盆内肌肉群力量下降，维持身体平衡力量不足而导致。这就是为什么按摩康复治疗后，仍很容易反复发作的原因。所以必须主动锻炼腹部力量，稳定骨盆。

为什么腰部拉伸动作可以加强腹部力量？腹部始终都是靠传递力量来保持躯体平衡，拉伸动作加强了平衡传递的功能，当有效传递力量的功能加强了，腹部的韧带力量也得到了锻炼。只是，拉伸是主动性锻炼，效果跟注意力集中与否有很大的关系。如韧带柔韧性好，但仍有腰部劳损，就必须增强动作力量和增大动作范围来寻找平衡状态。

3. 加强拉伸（图6-3）

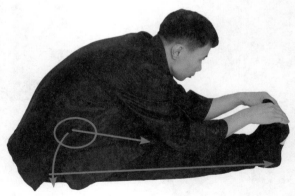

- 保持腰部放松，双下肢并拢伸直，提肛收腹，腹部聚气用力，使骨盆加大前倾幅度，躯体自然前伸下压，持续拉伸双下肢韧带；配合呼吸灌力，保持伸直位，双手放松拉住脚尖。

图6-3　加强拉伸

以坐骨支点为定点，腹部为发力控制点，放松腰背，配合呼吸，腹部慢慢下压靠近大腿，骨盆前倾动作带动腰背弯曲。一定要记住，不是腰背发力将身体靠近下肢，而是骨盆定住地面，屈髋下压，使躯体自然弯曲贴近下肢。

在下压拉伸下肢后侧时，保持下肢并拢伸直。当下压至一定范围，就固定姿势，配合呼吸保持数分钟，如身体条件允许，就继续下压，再维持一定时间。

臀部肌肉群可以在此动作中得到拉伸而缓解紧张度，从而减轻了腰部的应力，可缓解亚健康的腰痛。

此动作可以自我拉伸骶骨和髂骨的部位，从而改善腰部疾病。很多腰腿痛的患者，或多或少都有骶髂关节位置处压痛，这些是由韧带劳损导致。骶髂关节韧带劳损后，由于力量失衡，又导致腰部肌肉力量紧张而维持错误的躯体姿势，从而出现腰部劳损等病症。所以，锻炼动作时，专心注于各个部位，发力平衡骨盆，拉伸下肢，即可找到新的身体平衡。

4. 压膝关节（图6-4）

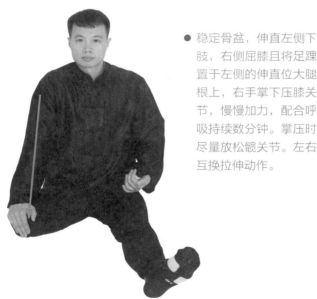

● 稳定骨盆，伸直左侧下肢，右侧屈膝且将足踝置于左侧的伸直位大腿根上，右手掌下压膝关节，慢慢加力，配合呼吸持续数分钟。掌压时尽量放松髋关节。左右互换拉伸动作。

图6-4　压膝关节

基于一侧下肢伸直端坐，另一侧下肢屈膝压腿，可拉伸髋关节内侧关节韧带，同时也牵拉了膝关节周围韧带。拉伸韧带的目的是盘腿静坐，盘腿是基本功，腿盘好了才能端正骨盆，放松腰部，从而起到强身健体的作用。

第一步，以伸直位的下肢臀部坐骨支点定住地面，用手掌向下压屈曲位的膝关节靠近地面，放松屈曲位大腿部位的肌肉，注意力集中在"拉开屈曲位髋部内侧关节"的部位，感受髋关节内部有被拉开的力量，维持数分钟。

第二步，以屈曲位的下肢臀部坐骨支点定住地面，用手向下压屈曲位膝关节接触到地面，当伸直位的臀部坐骨支点离开地面后，稳定好骨盆，小腹吸气用力下压骨盆，让伸直位的下肢臀部坐骨支点尽量靠近地面，持续数分钟。

第三步，可轮流重复第一步和第二步动作拉筋，并左右互换。

注意力放松"屈曲位"被下压的大腿肌肉是关键点，一旦没有放松，就很难体会到被拉开髋关节内部的感觉。由于屈膝被压，肌肉是被动收紧，被动紧张是正常的。但注意力须是放松的，否则，效果就差远了。

5. 打开髋关节（1）（图6-5）

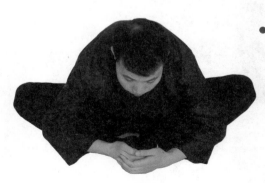

● 双足外缘对齐，尽量靠近骨盆前缘；骨盆前倾下压，放松腰部，拉开骨盆韧带。

图6-5　打开髋关节（1）

双足对齐，屈膝，双手抱住双足，辅助身体前倾下压骨盆，腰背自然放松，压开骨盆关节，打开耻骨联合处的韧带关节。此姿势要求小腹用力带动骨盆前倾，拉开骨盆内的韧带，可使骨盆关节尽量灵活起来。

持续数分钟，保持姿势后，尽量放松双大腿肌肉，力量集中在骨盆深层次韧带。此姿势特别拉伸了大腿内侧的短收肌、长收肌和耻骨肌，提高了韧带的柔韧性，并增加了韧带肌肉的力量。持续拉伸后，可以增加髋关节和骨盆内部韧带的力量，从而在活动中可更好地平衡稳定骨盆。

有些人拉伸时会酸痛，说明拉伸刺激了平时劳损的韧带，只要动作正确，放松肌肉，运力气恰当，对于亚健康人士来说，反而有利于韧带的自我修复。

有些人柔韧性好，拉伸时随意用力就能做到"外在的标准姿势"，但如果随意拉伸时没有按照正确的运力气模式去锻炼，不但效果不明显，还容易导致受伤。譬如，做此动作时，有人从腰背开始发力下压躯体靠近前方地面，而骨盆和腹部却松松垮垮无内在控制状态，长期锻炼后慢慢就会导致腰部劳损、骨盆酸痛。这就好比久坐伤筋，久坐时忘记了"灌力至韧带维持正确的内在平衡"，失衡的内部必然产生错误的应力，从而导致某些韧带和肌肉紧张过度而劳损。

锻炼拉伸的重点在于正确的运力气模式，再结合外在的姿势来通畅气血。但不能一味追求外在的标准姿势，而忽视内在的平衡模式。

6. 打开髋关节（2）（图6-6）

做此姿势需背部靠墙来辅助，否则要做到正确运力气控制骨盆稳定是有难度的。同时，腹部需有一定控制骨盆的力量，还需要适当拉伸关节韧带。

双手下压膝关节的时候，小腹稳定骨盆，腹部聚气提升，端正躯体，注意力集中在耻骨联合处的韧带。放松大腿肌肉，让膝关节的压力拉伸至耻骨附近的韧带。配合呼吸，持续数分钟。

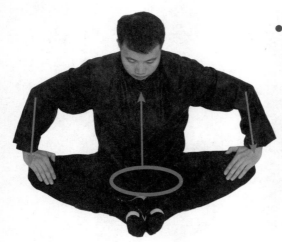

● 双足外侧对齐，足心向上，双足跟尽量靠近骨盆；躯体前倾保持稳定，自然挺直；双掌下压膝关节，配合呼吸持续数分钟。

图6-6　打开髋关节（2）

有人认为静坐只要盘好腿、随便坐直就行，觉得拉伸下肢韧带和打开骨盆关节韧带活动范围是多余的。认知的错误，必然导致锻炼方式和结果的不同。

静坐作为修身养性的方式，必须首先保证起到强身健体的作用，再谈修心作用才有意义。身体结构平衡好，方可减少劳损，保持气血通畅。盘腿静坐时，骨盆各关节均要有足够的柔韧性和力量，以维持骨盆的灵活自如，保持平衡、稳定状态，才不会因为盘腿而产生应力，导致牵拉引起脊柱力量失衡。假如脊柱内部力量失衡，盘腿静坐的外在姿势再标准也是徒然。脊柱力量失衡的盘腿静坐，不但起不到健体作用，反而会加重伤害身体。

所以，每一个拉伸动作都是为了更好地做到正确盘腿静坐。

7. 压踝关节（图6-7）

此姿势就是直接压踝关节。此姿势先让臀部坐立在跟踝后，慢慢根据承受度加力，最后可将整个躯体重量压在跟踝上，持续数分钟。

踝关节的柔韧性对静坐起到了很大的支撑作用。很多游泳运动员的脚板就像船桨一样，大而柔软有力，这是因为游泳需要依靠脚板的力量来推动前进。其实，锻炼易筋经功法动作时，同样需要足踝发力抓地，利用地面的反作用力来稳定身体，"站如松"就是这个意思。临床上发现，踝关节扭伤的患者由于没有完全康复，看起来走路已经正常了，但扭伤过的踝关节灵活性比较差，虽然没有明显疼痛不适感，但长久下来会导致腰肌劳损。治疗腰肌劳损时，必须和陈旧性踝关节扭伤一起康复，才有更好的疗效。

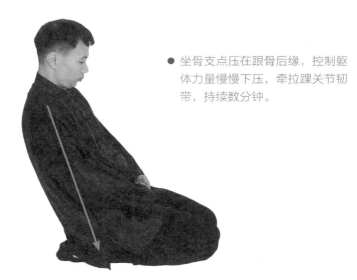

● 坐骨支点压在跟骨后缘，控制躯体力量慢慢下压，牵拉踝关节韧带，持续数分钟。

图6-7　压踝关节

易筋经功法十二式都要求下盘稳定，有些也明确写"足趾挂地"用力，强调了站立稳定的重要性。踝关节的力量和柔韧性不但对于易筋经功法十二式很重要，而且对于盘腿静坐同样重要。盘腿静坐时，踝关节柔韧性好能减少膝关节和髋部的压力，同时也有利于气血顺畅运行至足趾，特别是静坐时容易出现脚麻的锻炼者，更需要拉伸踝关节。

8. 盘腿（图6-8）

盘腿静坐，散盘、单盘、双盘是常见的盘腿法，根据个人情况，选择适合自己的盘腿法。

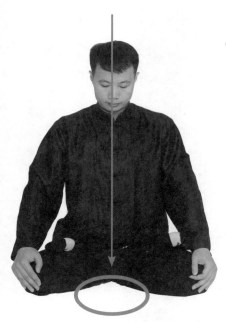

● 盘腿而坐，全身放松，微微低头，收下颌，手扶膝关节，注意力集中于脊柱，如头顶有"气"从百会穴入，沿着脊柱前柱下沉至地面，提肛收腹，骨盆前部运力气端正骨盆和脊柱。体验身心放松重力传递至地面的感觉。

图6-8 盘腿

　　无论哪种盘腿法，静坐在健体方面的方法基本上是一致的。端坐的姿势主要是用于调整脊柱结构，若脊柱结构没有平衡好，久坐必然伤身体。只要脊柱结构模式正确了，静坐就能锻炼脊柱结构的平衡力和稳定力，起到强身健体的作用。

　　调整脊柱结构的过程就是力气运用的过程，包括哪里该用力、哪里不该用力、哪里不习惯用力、如何专注培养用力的感觉等。

　　只需要专注于力气的运用上，让注意力集中在一个点上，静坐中出现任何杂念都顺其自然对待，我们只需要专注于"运行力量的念头上"，随着身体的舒畅，杂念就会越来越少。

　　盘好腿后，先感觉身体重量沿着脊柱前柱传递到地面的感觉。很多人坐着的时候，感觉怎么样都不自在，就是躯体力量没有很好地沿着脊柱前柱传递到地面。力量传递有两个基本条件，一是传递路径顺畅，需要符合脊柱的生理曲度；二是传递接触面要紧密，需要直接端坐在硬板面上。

盘腿静坐改变了骨盆协调用力的模式，更加容易将注意力集中在腹部，维持感受脊柱的平衡。再找到骨盆坐骨支点将力量压住地面的感觉，不断把重量压向坐骨支点，即可体验到放松躯体的状态。我们就是要记住这种保持脊柱正常曲度来平衡身体的本体感觉。刚学习静坐的人，腹部还不习惯长久用力来维持脊柱稳定，所以很容易失去正常曲度的稳定性，此时，就需要学会微调来保持正常姿势。微调的标准就是"力量顺畅传递至坐骨支点接触面的感觉"，并保持脊柱曲度正常。

9. 耸肩（图6-9）

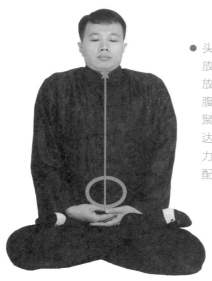

● 头摆正，微耸肩缩颈，放松颈部肌肉，双手叠放置于骨盆前，提肛收腹，注意力集中于小腹聚气，鼻息一吸一呼直达小腹。体验脊柱支撑力放松躯体，并深呼吸配合小腹运力气。

图6-9 耸肩

从健身方面来说，学习静坐就是学会维持脊柱结构的正常平衡，学会正确地使用力量，那么，力量源在哪里？在腹部，丹田聚气生内力。

前面体验了将躯体重量沿着脊柱前柱向下传递至地面的感觉，根据中医理论"浊重下降，清轻上升"，我们既然把"浊重的躯体重量"放下了，那么还必须升起"清轻的气"来充盈躯体。首先在腹部聚气，然后每次重量下传至坐骨支点接触面时，配合呼吸，吸气直达小腹。当腹部气足够充盈时，清气自然可进入督脉，并沿着脊柱上升阳气。

这里需要注意保持腹部内气的充足。平时我指导学员静坐，虽然他们可以找到"放下"重量而躯体舒畅的感觉，但是，脊柱胸腰段已经弯曲驼背了。为什么保持不了正常脊柱曲度，或者保持正常脊柱曲度却很累呢？就是因为腹部内气不足！由于个体差异，腹部内气不足是相对于其腰背紧张度而言，有些腰腿痛患者，其腹部肌肉力量足，甚至腹肌也有数块，但仍处于亚健康状态，就是因为腹部内气不足。腹部内气是稳定平衡的核心基础力量，而不是简单地以腹肌数量或力量为标准。当"放下"平时紧张的腰背肌肉后，脊柱正常的支撑力撑不起，就会感觉维持脊柱正常曲度很累。这时就需要体验呼吸至小腹增加聚气的感觉，等腹部聚气有一定力量了，自然可以轻松依靠脊柱正常的支撑力端正躯体。所以，初学者出现腹部出汗，甚至疲劳酸痛，是正常现象。这恰恰说明静坐时用力是对的。假如出现腰酸背痛，腹部毫无感觉，用力气的模式就是错误的。

所以，健身静坐还可以修身瘦体，特别是可以减少腹部脂肪。

10. 昂头挺胸（图6-10）

前面谈过"重量的放下"和"腹部的聚气"，下一步就是"提气增加支撑力"。有些人静坐姿势很标准，意念也控制得很好，但仍出现了腰酸背痛的劳损症状。为什么？这就是督脉之气上升不足，难以维持脊柱结构的稳定。只是为了保持静坐姿势的标准，就过度使用了腰背某些肌肉的外在力量，变成了静坐是"外在肌肉牵拉维持姿势"，而不是靠"督脉之气和脊柱核心支撑力来维持稳定躯体"。

中医的督脉就是沿着脊柱方向循行的。所以，督脉之气就是脊柱核心的支撑力。力气相随，有力就需要有气，气行也需要力量的推动，所以力气的控制就是身体平衡的基本模式。

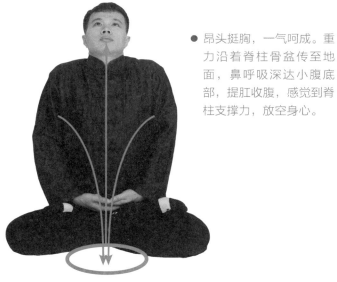

● 昂头挺胸，一气呵成。重力沿着脊柱骨盆传至地面，鼻呼吸深达小腹底部，提肛收腹，感觉到脊柱支撑力，放空身心。

图6-10　昂头挺胸

当"放下"重量至坐骨支点时，我们可以感觉到坐骨支点受力很大，甚至开始时还有点痛，此时要将注意力从腹部丹田内气灌注至坐骨支点，加重接触面压力，感觉到接触面的支撑力，意念集中在接触面的支撑力上升的感觉，再把注意力转移到骨盆后面、骶骨前面提起，加强感觉，最后慢慢上升到腰椎和胸椎段脊柱的前柱。当稳定了这种支撑力，即可再次尝试放松躯体周围的紧张力量，进一步"放下"重量，同时也就进一步加强了支撑力量的感悟。

很多初学者都需要慢慢在体内寻找这种脊柱核心的支撑力，所以必须在盘腿静坐时适当调整姿势。我提倡的静坐健身属于一种平衡导引术，在没有把握好平衡的时候，必须活动躯体来调整姿势，方可在慢慢调整中加强脊柱核心的支撑力而逐渐稳定外在姿势。

有些人在静坐中身体出现各种问题，就是由于静坐中不会提气、督脉灌气不足、脊柱核心支撑力不够，导致脊柱周围外在肌肉韧带用力过度，甚至脊柱小错缝，刺激脊柱周围相关的神经，出现腰酸背痛、心悸心慌、疲惫无神等症状。

11. 收紧膈肌（图6-11）

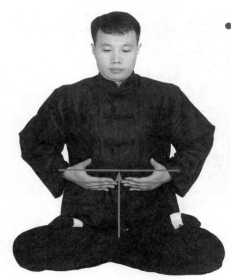

● 将双手掌放于胸腹交接的肋骨下缘，注意力集中在上腹部，运力气，掌力抬起收紧膈肌，一吸一呼灌力，膈肌收紧稳定"上腹部"，保持提肛收腹，放松颈部。重点在于体验"灌力气抬膈肌"同时"收紧上腹部"。

图6-11　收紧膈肌

有人静坐时习惯了驼背并感到舒服，端正脊柱反而不舒服，这就是腹部内气不足导致。前面也谈过腹部聚气的意义，但怎么样进一步加强腹部聚气来改变驼背的姿势呢？

根据前面的姿势体验了腹部聚气的感觉后，再将双手分别置于胸前两边的肋骨下缘，此处刚好是胸腹交接的部位，直接用双手将肋骨托起抬胸，躯体可感觉到力量从手掌下部位产生，再结合手掌托起的力量收紧胸膈肌。注意力集中在任脉的巨阙、鸠尾、中庭等穴位，犹如前面有气从这3个穴位灌入胸膈部位一样，这样可激发膈肌肌腱和韧带的力量感，维持胸腹部位的端正，不仅避免了驼背，而且气血运行也顺畅了。

初学者习惯靠背部肌肉收缩加力来拉直腰背，这样就增加了肩背肌肉的负荷，虽然表面看起来同样端正了脊柱，但很难持久稳定，久了就容易导致肩背颈项酸痛。

故建议先用此姿势体验收紧膈肌肌腱的感觉，只要增加了膈肌收紧的力量，自然就挺直了脊柱，同时也放松了肩背的肌肉群紧张度。

此动作的关键是好像有气灌进任脉的穴位，然后注入任脉。膈肌收紧并没有阻碍任脉的通道，收紧后挺直胸腹反而打开了任脉的通道。临床上一些胃部不适的患者，胸腹段都是弯曲压着胃部，那样既减少了胃部的内部空间，也使胃部气血运行受阻，又因为脊柱曲度异常容易使支配胃部的神经被交叉影响而减弱功能。临床保健治疗时，按摩背部脊柱段可使胃部舒适感增加。

端正脊柱后提肛收腹用力，促进督脉之气上升，同时也加进了任脉之气的下沉，从底端开始"启动"任脉和督脉的运行原动力。

12. 左右摇摆（图6-12）

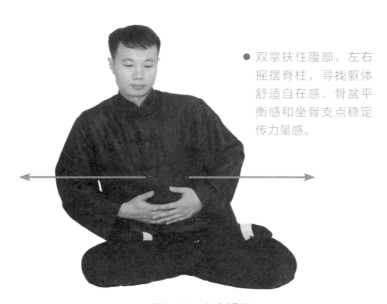

● 双掌扶住腹部，左右摇摆脊柱，寻找躯体舒适自在感、骨盆平衡感和坐骨支点稳定传力量感。

图6-12　左右摇摆

前面多次谈过坐骨支点，一是需要坐硬板面，二是需要将力量压住硬板面传递重量的力。现在基于坐骨支点再做一个姿势，盘腿后左右摇摆身体。因为，坐骨支点是两个，平时我们坐凳子，由于跷二郎腿，或者凳子过于柔软，导致两个坐骨支点的受力是不均匀的。临床上发现，腰肌劳损的一侧一般都有骶髂关节的异常，虽然很少是严重的骶髂关节错位，但很多因为负重过度导致骶髂关节内韧带持续紧张、劳损变性粘连，不但出现骶髂内部酸痛，而且活动度受限，这也是引起腰肌劳损的诱因之一。临床上发现腰部疼痛患者常伴有长短脚，一般也是骶髂关节稍微移位导致，所以治疗腰肌劳损同时也要治疗骶髂关节部位劳损。

此姿势左右摇摆躯体，感受两边坐骨支点的不同受力变化，在腹部运力气协调骨盆摆动时，也使骶髂关节在摇摆的一松一紧中体验主动发力的感觉。为什么很多人静坐后并没有起到锻炼身体的作用？原因就是无论怎么样定坐，他也找不到主动调整骨盆及周围韧带组织的本体感觉。我们要寻找正确的本体感觉，就需要变换不同姿势去体验和分析，结合医学基本常识去理解。

左右摆动时，提肛收腹，把两个坐骨支点想象成双脚踏步调整步伐一样。在不断改变受力大小的同时，会增加支配坐骨支点的协调感，也就是"通了任脉和督脉交接的通道感"，当可以轻松自如控制、平衡两个坐骨支点的力量后，也就更加容易感觉支撑力直达头顶的"气感"。

13. 揉腹（图6-13）

前面谈过，练完易筋经功法就要盘腿静坐，是因为导引术就是将能量通过经络发布到周身，然后再将能量聚集在丹田处来充盈五脏六腑。

此姿势主要是自己揉整个腹部，给腹部一定的刺激，有利于增加腹部筋膜的内气产生，也可以增加肠胃的蠕动，有利于气血运行。数分钟揉腹，结合深长的呼吸，慢慢产生了腹部内气，也将散在周身的气血聚集回归至五脏六腑，就更加适合利用腹部的内力来平衡稳定骨盆和脊柱。

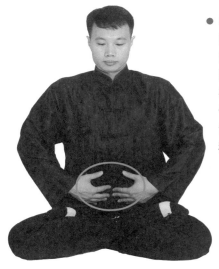

● 端直坐定，提肛收腹，双手广泛轻揉腹部，增加腹部气感，配合鼻息运气。重点在于增强控制腹部力气感，学会放松腰背，利用腹部来平衡稳定躯体。

图6-13 揉腹

有些初学者开始感觉不到腹部的内气，通过盘腿静坐揉腹部，可以很快找到收腹聚气的感觉。注意力集中在石门、关元、中极3个穴位附近，想象腹部外前方有能量通过这3个穴位周围进入腹部一样来配合呼吸，和呼吸之气相交沉于丹田内部。

14. 端坐（图6-14）

前面姿势调整变化都是为了真正"入静不动"的静坐，要想达到此目的，需要在经历前面一系列锻炼的基础上，才可以一步到位做到真正静坐。

初学静坐健身，必须从拉筋、盘腿、端正骨盆、腹部协调坐骨支点、腹部聚气、脊柱核心支撑力、放松身心等一系列姿势中寻找到正确的本体感，再储存记忆成为自己的实践理论。本体感的记忆转化成自我理论才是实践的重要目标。

静坐是通过外在姿势的静止来协同完成身体运力气平衡的内部过程，一是需要单独锻炼各种姿势，二是要坚持多次完成一整套的静坐动作。单独动作的到位是关键点，完整练习整套静坐动作才是静坐健身的目的。

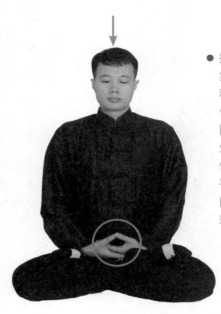

● 提肛收腹，气沉丹田，注意力集中在脊柱、胸腔、腹部骨盆和四肢。由腹部控制骨盆，坐骨支点集中传递重力至地面，随之骨盆内可提气沿着脊柱产生支撑力，升阳气，阳气沿着督脉运行，再聚焦百会穴，似乎有气贯入，随之沿任脉沉丹田。配合鼻息入腹底，如此循环，稳定脊柱，放松肌肉。

图6-14　端坐

　　健身静坐就是让腹部力量能足够稳定骨盆，这一步做好了，一般就稳定了骨盆腰骶关节的平衡，有利于保护腰部的健康。想要腹部力量充盈，必须疏通三处地方的气机，分别是尾闾关、夹脊关和玉枕关。

　　第一步是疏通尾闾关的气机，相当于可以灵活控制骨盆而气血顺畅，不会出现久坐伤腰的情况。

　　第二步是疏通夹脊关的气机，相当于腰背部位可以依靠脊柱核心支撑力平衡稳定躯体，放松了腰背周围的肌肉紧张压力，感受舒畅而自然。很多人静坐出现颈项疼痛不适，甚至产生颈椎病，原因就是静坐中没有稳定好胸椎（夹脊关气机未疏通），导致胸椎没有足够的支撑力来协调平衡头颈部，颈椎失衡，从而出现各种症状。

　　第三步是疏通玉枕关的气机。玉枕关气机最难通，原因就是需要更加充足的脊柱核心支撑力（督脉阳气升发力），假如夹脊关的气机疏通不畅，那么玉枕关必然无法疏通。

　　有人问一般一天静坐多少次？多久适合？我个人认为，作为健身的静坐，没有一定的时间标准，可根据自我感觉而调整。有时候，在办公室休息的时候，或者在家里有独处时间的时候，都可以借机盘腿静坐，平衡身心。

15. 收功之耸肩（图6-15）

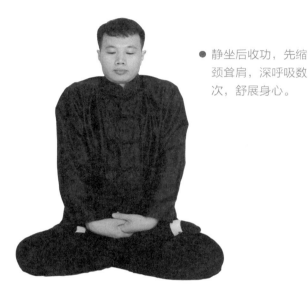

● 静坐后收功，先缩颈耸肩，深呼吸数次，舒展身心。

图6-15　收功之耸肩

静坐完毕，要注意收功的姿势。前面谈过玉枕关的气机是最难疏通的，即使疏通了，如督脉升阳不足也容易导致玉枕关处有不顺畅的感觉。每个人锻炼的程度是不同的，当静坐超出了督脉可运气升华的限度后，就会导致颈项部位出现紧张、酸痛等感觉。所以，控制好适合自己的静坐时间是很重要的。有时候身体状态不同，静坐健身的时间也是不同的。

所以，静坐收功的第一步是缩颈耸肩，深呼吸缓解肩颈的紧张，以利于气血运行至头部。此时，大部分气血聚集于腹部，气血都是在腹部运气推动下遍布周身。先慢慢活动头部，腹部可根据头部的需求自我调整气机，不会因为静坐引起头晕、恶心等症状。

静坐到了一定境界，颈项气血运行通畅，心气安定。坚持锻炼一段时间后可缓解高血压、心悸等相关症状。因为头部有充盈的气血供应后，缓解了心脏的压力，也减轻了血管的压力，这在一定程度上也和端正了脊柱有关，减少了支配心脏和血管神经的不良刺激。临床上高血压的诱因和颈椎病有一定的关联，所以减轻颈项不良压力是非常重要的。

16. 收功之平推掌（图6-16）

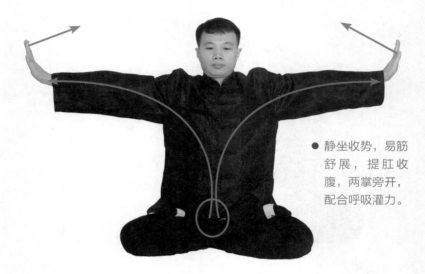

● 静坐收势，易筋舒展，提肛收腹，两掌旁开，配合呼吸灌力。

图6-16　收功之平推掌

此姿势上身动作和易筋经第二式推掌一样，不同的只是坐姿下平推双臂。此时，腹部丹田之气充盈，肩臂在静坐中或多或少有紧张感，如此发力拉伸下，可以进一步舒展肩臂，又可增加掌指的内劲。此时的内劲之力，是"气"多于"力"，意念推动气更加足，有利于找到发气带力的感觉。举个例子，为什么用同样的力量按摩患者同样的部位，不同的发力气模式会让患者有不同的感受，甚至还有疗效的差异？就是"力气"相随，有时候"力"多于"气"，有时候"气"多于"力"，特别在保健腹部的时候差别就更大了。

收功时做此姿势，一是放松肩臂，二是有发气带力的练习作用。配合呼吸，时间数分钟，可再握拳数次。

17. 收功之上推掌（图6-17）

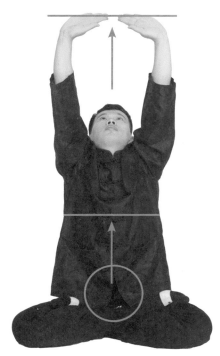

● 将腹部之气提起，抬起胸膈肌，在额头前双手平掌向上推，肩臂放松，灌力抬胸膈和掌指保持在同一平面。

图6-17　收功之上推掌

此姿势上身动作和易筋经功法第三式一样，主要是挺胸收腹提气灌力至膈肌段韧带处，同时也导气至手掌。这样就松解了夹脊关周围肌肉韧带的紧张，也有利于进一步感受灌力气于掌指的体验。

腹部的能量已经充足了，通关的部位只是运行的关口，必须在收功时缓解关口的紧张度，这样就有利于维持正常的气血运行。

此姿势配合深呼吸数次，可感悟到一种更加深入的内在呼吸气息感，这种感觉相当于内息带动外在呼吸的体验，可以快速恢复体力和精神。

同时，此动作可缓解颈部的不适。所以健身静坐收功后，一般不像户外的体育运动那样容易疲劳，反而更加精神饱满。

18. 收功之握拳（图6-18）

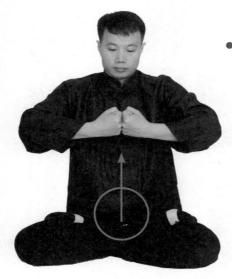

● 腹部聚气提气，双手握拳透平胸前，将注意力集中于拳内。

图6-18　收功之握掌

前面收功的是掌式，这个动作是握拳式，掌式是舒展手指，握拳式是压紧手指，有展有收，让手指灌力气更加到位。

此时将注意力集中至双拳，刚好拳在心胸前，有种"心气相应"的作用。好像握拳不是手指在发力，而是意念在发力。

19. 收功之指掌功（图6-19、图6-20）

前面收功松解了玉枕关和夹脊关，此姿势是依靠自身重力拉伸松解尾闾关。

先两侧下压手掌灌力气至手指，并伸肘，感觉到前臂充满了力量。然后撑掌盘腿起身，平衡身体，配合呼吸稳定姿势，坚持三轮"一吸一呼"即可。

练好此姿势，有利于按摩时控制住掌腕关节发力，也有利于按摩时保护按摩者自己，有心学按摩者可加强练习此姿势。

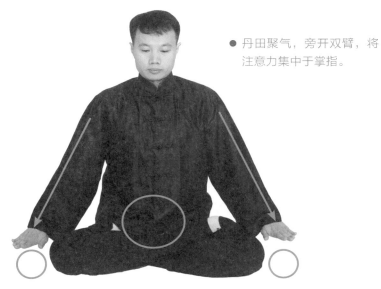

● 丹田聚气，旁开双臂，将注意力集中于掌指。

图6-19　收功之指功

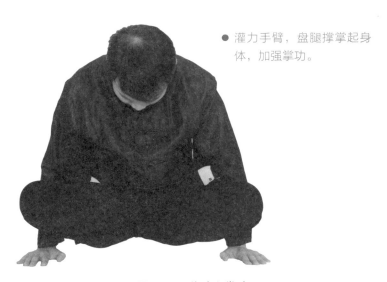

● 灌力手臂，盘腿撑掌起身体，加强掌功。

图6-20　收功之掌功

20. 收功之手指抓地（图6-21）

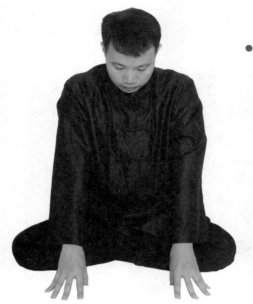

● 注意力集中，灌力气
十指抓地。

图6-21　收功之手指抓地

前面收功有掌式、握拳式，再根据需要配合手指抓地式，更有利于提高手指的功力，即给人按摩时，手指力量更加轻柔有力而易渗透。

手指功力越高，经过手指六条经络的气血运行也越通畅，特别是对心脏有很好的缓压作用。

此式无须太大力量灌注手指压地面，只需从腹部开始发力，传到手指末端并感觉穿透至地面下即可。放松肩颈，配合呼吸灌力数分钟，可体验到犹如全身力量和地面融为一体的感觉。按摩保健时运用此感觉发力，可以起到很好的保健效果。

21. 收功之拉伸、舒展下肢（图6-22、图6-23）

上身运动收功后，再解除盘腿，下肢收功，可按照前面拉伸下肢的动作来收功，比较简单有效的收功如图6-22、图6-23所示，只要拉伸好下肢关节韧带即可。配合呼吸持续数分钟，再慢慢起身行走。

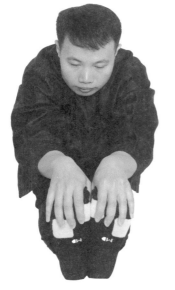

● 静坐收功拉伸
　下肢。

图6-22　收功之拉伸下肢

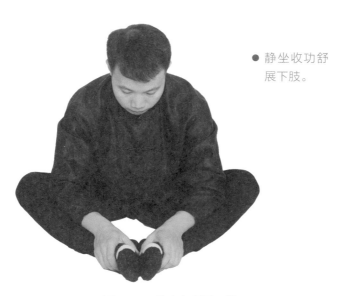

● 静坐收功舒
　展下肢。

图6-23　收功之舒展下肢

易者，乃阴阳之道也，易即变化之易也。易之变化，虽存乎阴阳，而阴阳之变化实有存乎人。弄壶中之日月，博掌上之阴阳。故二竖系之在人，无不可易。所以为虚为实者易之，为寒为暑者易之，为刚为柔者易之，为静为动者易之。高下者易其升降，先后者易其缓急，顺逆者易其往来。危者易之安，乱者易之治，祸者易之福，亡者易之存。气数者，可以易之挽回；天他者，可以易之反覆。何莫非易之功也？至若人身之筋骨，岂不可以易之哉？

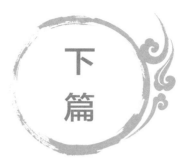

下 篇

养生篇

第七章

不良坐姿对人体各部位的影响

　　长时间的不良坐姿，正在逐步成为现代生活中普遍存在的现象。尤其到了互联网时代，长时间伏案工作的岗位数量迅速增加，伏案工作时间延长，非常容易导致各种不良坐姿的出现。电视、电脑、手机、互联网等大面积普及，加上交通出行方式的变革，更多依赖长时间坐姿的交通工具，不良坐姿严重影响了人体健康。现代临床医学研究表明，人体长时间处于不良坐姿的状态，是一个危害身体健康的高风险因素，直接增加多种慢性疾病的患病风险，提高了发病率与死亡率。更为严重的是，屏幕前的不良坐姿，还对青少年的生长发育，尤其是视力产生了严重的危害。

　　长时间处于不良坐姿的状态给人体带来的健康影响是消极的，即使经常参加适当强度的体力活动，也不能完全消除。这些消极影响主要体现在颈、胸、背、腰这几个部位的疼痛。这里说的颈痛、背痛、腰痛，并非指某一种独立存在的疾病名称，而是以患者的颈胸部、腰背部出现以疼痛为主要症状的疾病总称。

第一节　颈　胸　部

　　颈椎支撑着头颅的重量，其重心位置在颈部的前三分之二和后三分之一的交界处。由于人体颈椎的关节突比较低，关节囊也较为松弛，加上颈椎的横突之间也没有横突韧带的保护，使得颈椎的稳定性较差。颈椎上要承受头颅的重量，下要连接胸椎。虽然胸椎的活动范围不大，但是人类的感觉器官，比如眼睛、耳朵等都在人体的头部，所以颈部的活动非常多。颈椎的椎间盘、关节囊和韧带等都非常容易产生慢性劳损，继而引起纤维变性、退行性改变、骨质增生等病变，最终导致颈椎间盘突出症、颈椎病、颈椎管狭窄症、项韧带钙化、后纵韧带钙化等疾病。

颈部因为肩扛重物、颈部侧弯过猛、颈部突然扭转回头，以及甩鞭样运动等，都可能造成颈椎的关节囊、黄韧带、棘上韧带、棘间韧带，甚至后纵韧带等产生不同程度的损伤，比如出血、水肿，甚至撕裂等，从而导致颈部活动受限、疼痛，或者因为颈部神经受压而引起肩臂放射痛。

在日常工作和生活中，常常可以见到由于枕头过高或者其他不良姿势，导致颈部肌肉损伤；长期从事需要低头的工作，导致颈部出现慢性劳损；或者因为运动、快速转动头部等，导致颈椎的小关节超出正常的活动范围，最后出现颈椎病变，这样的情况尤其以中年人和青少年患者多见。临床常表现的症状为起病急、颈项强直、疼痛、颈部活动受限，甚至有的患者还会出现面部麻木、头昏脑胀、视物不清，甚至出现眼震等头颈综合征。

胸椎的重心位置在胸廓前后径的后四分之一处，和颈椎的重心位置相比较要稍微偏后一些。胸椎与胸廓共同承担胸部以上部分躯体的重量。

人到中年，由于颈肩部长期缺乏适当的运动和锻炼，颈部前屈，又不经常抬头，从而导致颈肩部功能失调，出现劳损、病变，甚至结构性改变。久而久之，数年乃至数十年的时间，各种复杂的颈肩部病变症状逐渐产生。常常伴随出现颈肩疼痛、上臂不能抬举，以及自主神经功能失调，甚至出现视力模糊、头痛等症状。这些情况是非常普遍的，体格检查时，常常可以在寰枕关节、颈后肌肉、肩胛骨区域找到明显的压痛点等阳性体征。

那么，如何针对颈肩部的功能进行活动与锻炼呢？方法很多，但要遵循"仰头抬臂、协调平衡"的原则进行锻炼操作。就是我们通常开玩笑说的，要经常用自己的头，对照天空写一写"粪"字。只要持之以恒，便可有很好的改善。

第二节　腰　背　部

脊柱腰段处于居中的位置，为了支撑身体的重量，产生朝前凸的生理弯曲。对于整个脊柱而言，腰椎是承受载荷最大的部位，加上腰椎的生理活动比较频繁，活动的幅度也相对较大，因此腰椎的退行性病变及腰椎的损伤十分常见。

通常来说，身体的姿势发生变化，腰部的承重也会随即发生变化，为了重新维持身体姿势的平衡，肌肉也会跟着改变肌力矩来适应新的承重要求。如果出现腰部肌肉、韧带组织、腰椎间盘突出等慢性损伤，活动时，脊柱的稳定性就会下降，进一步就可能发展成为腰椎间盘退行性病变。严重者出现腰椎间盘的钙化、突出，最后突出物压迫或者刺激相邻的神经和血管，迁延难愈的腰痛就出现了。

腰痛，多数情况都是一种渐进性质的疾病。腰痛与生理、病理，乃至生活方式等都有着密切的关系。移动互联网时代，人们在电脑前伏案工作的时间越来越久，伴随着这种现代生活方式的转变，腰痛的发病率也越来越高。尤其是伏案工作的脑力劳动者，腰痛的发病率居高不下，并且不断呈现上升趋势。这种情况严重影响了人们的生活质量，也是现代社会成本最高的脊柱相关疾病之一。

非常遗憾的是，迄今为止，对于腰痛的病理机制尚不清楚。普遍性的观点认为是由脊柱的退行性病变导致，尤其是腰椎，加上外力的损伤产生劳损，这两者彼此之间共同作用，互为因果，导致腰椎结构与排序出现改变，造成脊柱内外的生物力学失去平衡，最终产生腰痛。

腰痛产生后，生物力学平衡失调的状况并没有得到改善，加上炎症因子的产生，对脊柱的营养通路造成破坏性影响，使得腰椎间盘病变持续加重发展。腰椎间盘突出刺激脊神经根，甚至对脊神经根产生严重的压迫，这些综合因素进一步导致腰痛牵连放射到腿脚痛，以及出现各种运动功能障碍，临床症状愈发复杂多变。

在所有的因素当中，腰椎生物力学失去平衡影响最大。因此，稳定腰椎结构、调整脊柱序列、恢复脊柱生物力学平衡，才是腰部康复治疗的根本。单纯针对症状进行治疗，往往不能解决根本问题。

腰椎间盘退行性病变在腰痛疾病中有着十分重要的影响，和腰椎的生物力学失去平衡也存在着十分紧密的关联。临床医学研究表明，异常存在的生物力学因素，是导致腰椎间盘病变的初始因素之一。如果腰椎的生物力学失去平衡，继而就会引起腰椎间盘出现微观结构的改变，最终导致腰椎间盘的细胞分解代谢增加，合成代谢减少，从而产生腰椎间盘病变。腰椎的生物力学因素还常常会影响腰椎间盘细胞的活性，同时也会影响胶原蛋白和胶原蛋白多糖的合成与代谢分解、腰椎间盘组织中的神经和血管的生长等。

一般来说，青壮年出现损伤性腰痛疾病，主要由3种原因引起：腰肌劳损、腰肌扭伤、腰椎间盘突出症。腰椎承载负荷的时候，人体脊柱生物力学的改变，是依据不同的姿势来进行适应的。腰痛病变产生的首要危险因素，往往是来自于日常生活中养成的不良姿势习惯。

人体长期处于不良姿势生活习惯中，随着姿势对脊柱的控制能力下降，极易出现腰肌劳损的情况。无论是腰椎的静态稳定性，还是动态稳定性，都会受到严重的影响。腰椎生物力学模式出现异常和脊柱相关的肌肉失去平衡，最终导致软组织损伤，引起疼痛。如果此时已经存在腰痛病症，则会进一步加重腰痛的情况。

与此同时，腰痛还会改变人体肌肉控制动作的精确完整程度，出于保护的需要，身体不得不利用代偿功能来执行完整的精确动作。运动系统中原本骨骼肌肉产生动作的模式遭到破坏，反过来会进一步强化姿势异常的改变。这对于骨骼和肌肉相关的生物力学失去平衡的境况，无异于雪上加霜。

正常人体处于站立位的时候，躯体上面部分的重心正好位于脊柱的前面，躯体的重力垂直线通过第四腰椎中心的前侧。腰椎活动节段在力学上存在一个向前的弯矩。因为这个原因，人体处于站立位的时候，脊柱腰椎段距离重力垂直线较近，仅仅需要部分肌肉参与，就很容易维持脊柱的平衡。一旦出现体位的改变，肌肉的工作分配也需要同步进行调整以维持身体姿势的平衡，肌肉的工作量增大。

正常人体处于屈曲位的时候，整个躯体的趋势是向前倾倒的，此时腰曲前凸，骨盆后倾。为了对抗这种倾倒的趋势，腰部肌肉甚至整个背部肌肉都需要增大工作量，同时背伸肌还要限制脊柱出现过度前屈。腰部肌肉群和软组织共同组成肌力矩的合力，肌力矩在某种程度上也会影响到肌肉的活动。临床研究发现，同一姿势下，肌力矩在腰椎上的表现，是从上到下逐渐变大的。这就可以用来解释，与之相关联背部肌肉承担的载荷也同样是从上到下逐渐变大的。由此可见，处于人体腰部下段部分的肌肉，自然也就会比处于腰部上段部分的肌肉更容易表现出各种疲劳的迹象。

现代女性很喜欢穿高跟鞋。穿高跟鞋的时候，身体的重心明显是前移的，骨盆前倾导致脊柱的受力点出现改变，腰椎生物力学结构也随之改变。穿高跟鞋对身体健康的危害远远不止这些，常见的危害还包括影响脊柱相关的神经、血管、肌肉，使得脊柱退行性病变速度加快，最终导致腰痛等疾病的产生。

人体处于坐位的时候，腰椎承受的载荷比人处于站立位时要大。当我们选择不同的坐位姿势，背部竖脊肌的受力也存在差异。人体处于坐位的时候，由于人体的骨盆是朝后倾斜的，腰椎的前凸则变直，脊柱腰段距离重力垂直线更远，人体需要增加重力矩来维持身体上部的重量。随着脊柱前倾的角度越来越大，腰椎周围的肌肉和软组织所承受的载荷也变得越来越大。人体处于坐位的时候，如果选择做弯腰动作，此时的腰椎仍然需要保持屈曲。因为腰肌处于松弛状态，腰椎的稳定性由腰椎周围的韧带来维持。所以，当弯腰久坐的姿势持续时间过久，腰椎周围的韧带很容易出现劳损。如果坐位时挺直腰背端正姿势，腰肌则处于收缩状态，但是，即便挺直腰背端正姿态，如果时间过久，腰背肌持续处于收缩状态，同样也容易出现劳损。长期伏案工作的人，坐位的姿势变化很少，加上不良坐姿影响，常常引起腰背部肌肉疲劳，甚至出现慢性损伤，有时候仅仅因为某些轻微的外部因素就会诱发腰痛病症。

因此，人体姿势处于坐位的时候，应该尽可能地挺直腰背，而不是弯腰坐着。挺直腰背的坐位姿势，可以保持脊柱的生理弯曲，减少腰背部肌肉的承重。此外，坐位姿势不要长时间保持不动，需要适当起身活动，这样可以预防腰肌劳损，缓解腰椎间盘退行性病变的症状。长时间从事电脑操作人员和车间流水线的操作工人，很容易养成侧身的坐姿、弯腰的坐姿或者扭腰的坐姿，这都属于不良坐姿。如果人体长时间保持同一个姿势，而这个姿态恰好又属于不良坐姿，那就会存在着两个方面的负面影响。一方面，非常容易导致肌肉疲劳，甚至出现脊柱退行性病变；另一方面，则会阻碍营养物质进入椎间盘，腰痛疾病的患病率会明显增加。因此，预防椎间盘退行性病变，需要我们在日常生活中摒弃不良的坐姿习惯，即便是正确的坐姿，也不能长时间维持固定不动。

人体处于站立位的时候，全身重力传导的枢纽部位在脊柱的腰骶部。腰骶部是躯体重力的桥梁和过度地带，我们身体的中点位置正好处于脊柱的下腰部。这个位置在生物力学中有举足轻重的作用，所承受的剪力和杠杆性曲折力是最大的。因此，无论是从动力学角度还是静力学角度考虑，腰背部承担的双重负荷都显得更为突出。人体处于站立位或者坐位的时候，头部和四肢相关的关节都可以根据需要进行交替休息，但是腰背部则需要持续维持脊柱的平衡。由此可见，腰部从功能上来说，就应该具有三种性能，包括运动的灵活性、持久的平衡性，以及强力的稳定性。但是从人体解剖学角度来看，腰部活动范围并不是那么灵活，持久的平衡性也是受到限制的，稳定性也在个体之间也存在明显差异。比如，棘上韧带、棘间韧带、后纵韧带、黄韧带、横突间韧带，加上腰椎自身的生理性前凸等，这些都是限制腰部过度前屈的组织结构；前纵韧带、棘突和关节突关节，这些都是限制腰部过度后伸的组织结构。人体由站立位变成向前弯腰的姿势，为了保持下腰部关节的平衡与稳定，最先持续收缩的是背伸肌中的骶棘肌，这样就使得腰部产生向前屈曲的动作。

如果因为向前弯腰引起腰部扭伤，通常是以腰部肌筋膜损伤为主。如果人体的脊柱继续屈曲，外力的作用最后会集中在脊柱后方的棘上韧带和棘间韧带上。如果此时发生腰部扭伤，通常是以韧带损伤为主。总之，人体处于弯腰位的时候，是处于一种缺乏肌肉保护的状态，很容易遭受外伤。比如突然有重物落在屈曲位的腰背部，或者遭受外力敲击，导致韧带的损伤，甚至出现脊柱压缩性骨折。腰部前屈所造成的各种腰部损伤，都属于屈曲性损伤，通常见于脊柱的胸段和腰段，疼痛也多集中在这些部位。

如果我们的腰部从弯腰屈位逐渐恢复为直立站位的时候，也需要非常注意，稍有不慎也同样会造成损伤，尤其是试图从地上提取重物的姿势。由于弯腰时背伸肌肉仍然处于松弛状态，此时外力大部分还是作用在韧带上，后伸腰部的肌力并不足以承受重力的负荷。这时如果出现腰部的损伤，从生物力学角度来看是属于后伸性的损伤，虽然此时腰部是屈曲的，却不属于屈曲性的损伤。如果腰部继续后伸，限制腰部前屈的各种韧带相对来说会变得逐渐松弛，收缩的背伸肌力量逐渐得到加强。如果此时发生腰部的损伤，显然不是松弛的韧带所导致，而是正在强烈收缩产生力量的肌筋膜组织导致的。如果后伸的力量太大，则容易引起棘突或者小关节的损伤。

所有因为腰部后伸造成的腰部损伤都属于伸展性损伤。由此可见，如果腰部处于后伸的姿势，或者腰椎做出后伸的动作时，腰椎的状态是非常脆弱的，这种状态无法在人体解剖学的结构上得到足够保护。而在我们日常的生产生活中，劳作的过程往往以后伸的姿势和动作更为常见，比如，挑担子或者扛物，在准备起肩或者抬举重物时，一些从腰前屈位转变为腰后伸位的各种动作。因此，腰部损伤在临床上较为多见的是下腰部的后伸性损伤，而疼痛大多数是集中在脊柱的下腰部和腰骶关节附近。

第八章

保健康复功法

第一节 揉 腹

易筋经里有描写揉法的内容，揉法的目的是磨炼筋骨，激发腹部内筋骨力气，方可聚力气协调平衡整个身体的活动。

揉法有讲究，主要是注意保暖，现在室内可以用空调控制温度，就方便很多。揉有定式，从中医角度来说，"人之一身，右边多气，左边多血"，建议从腹部右边推向左侧，可推气分入血分，令其通融。中医的胃从功能方面来谈，居于右侧，揉腹从右到左，可令胃宽，能多纳气。而且右掌相对有力，揉久些时间也不累。

双手掌分别置于上腹部两侧，先从右向左推动，再从左向右推回，轻柔推荡腹部，徐徐来往，勿重勿深，带动腹部表面随着手掌移动即可，注意力集中在手掌下，随着手掌移动而动。每次如此揉10分钟，每天坚持1~3次，3个月下来即可改善各种亚健康状态，对腰肌劳损、便秘、肠胃消化功能差、失眠、心慌、头晕眼花等症状都有保健作用（见图8-1）。

● 放松腰部，双手掌轻揉腹部，以产生力气感为准。

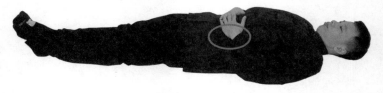

图8-1 揉腹（1）

揉腹增加了腹部筋膜、韧带的气血运行速度，刺激腹内产生更多的气，甚至可以起到燃烧腹部脂肪、减肥的作用。大部分腰腿痛的亚健康者，也是腹部内气不足，导致骨盆腰骶关节失衡，腰肌紧张出现炎症疼痛。所以，需要保健腰腿痛的亚健康者，可先揉腹10分钟，再利用骨盆杠杆作用，伸直下肢，利用自重来牵拉臀部骶髂关节和下肢，即可缓解腰腿痛症状。

揉腹后，当感觉腹部微热后，即可聚气收腹。将腹部之气沿着任脉走向灌力至曲骨穴位，挺直腹部，固定好骨盆和腰部成一个整体转轴，再慢慢向上抬起一侧大腿，交叉至另一侧，可感觉到臀部被牵拉的疼痛及膝关节酸痛。慢慢持续牵拉，放松腰部，收腹挺直骨盆，可围绕脊柱轴线适当左右转动躯体和骨盆，体验不同程度的牵拉疼痛感。当持续一段时间把各个酸痛点都牵拉后，可缓解臀部骶髂关节韧带的紧张度，同时也能减轻腰部的疼痛。左右腿互换牵拉，牵拉时，可配合呼吸从腹部灌力至伸直位下肢的足趾，增加拉伸的效果（见图8-2）。

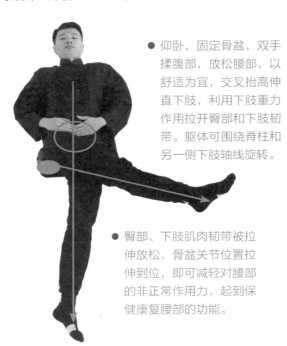

● 仰卧，固定骨盆，双手揉腹部，放松腰部，以舒适为宜，交叉抬高伸直下肢，利用下肢重力作用拉开臀部和下肢韧带。躯体可围绕脊柱和另一侧下肢轴线旋转。

● 臀部、下肢肌肉韧带被拉伸放松，骨盆关节位置拉伸到位，即可减轻对腰部的非正常作用力，起到保健康复腰部的功能。

图8-2 揉腹（2）

重点注意以下几个方面：第一，仰卧平躺、揉腹聚气，再沿着任脉灌力气至曲骨穴位。第二，抬高的下肢必须全程保持伸直位。第三，骨盆和腰部通过提肛收腹用力，固定成一体，牵拉的对象是臀部骶髂关节和下肢韧带，而不是牵拉腰部。第四，必须保持腰部舒适感。第五，固定在适当位置持续性牵拉，可滚动骨盆改变牵拉点。

第二节　蹲　马　步

蹲马步，练武人的基本功之一。我们出发点是为了强身健体，所以在动作上需要结合心法，和专门的练武有所不同（见图8-3）。

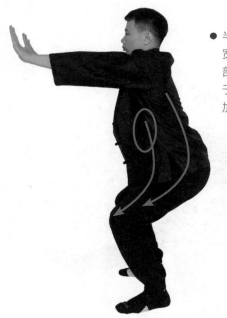

● 半蹲马步，双臂平肩同宽伸直，推掌。放空腰部，提肛收腹，灌力气于下肢大腿，配合呼吸加强腹部聚气。

图8-3　蹲马步

俗语称"练功不练腰，终究艺不高"。蹲马步是练习腰力的基本功，可也正是"练腰"两个字，让有些人误以为蹲马步就是腰部施力，结果导致腰肌劳损。平时大家出现腰部劳损疼痛，也是由于姿势、用力不正确，使得力量集中在腰部肌肉，刺激炎症出现，甚至导致腰椎间盘突出等疾病。

"练腰"重点在哪里？其实就是平衡好腰部发力。脊柱的受力分为前柱、中柱、后柱，大部分人由于生活和工作习惯导致都是将力量集中在后柱承受主要力量，长久下来脊柱后柱相关的肌肉群由于牵拉过度而易导致紧张劳损。或者是过度久坐，导致腹部内的韧带松弛无力，使椎体间应力增大导致病变。所以"练腰"要从解决"平衡好脊柱前、中、后三柱力量"问题和"增加腹部内力稳定腰部"这两点着手去锻炼，这样才叫真正的"练腰"。

蹲马步时，如果误以为练腰就是不断增加腰肌群的力量而使劲，那么即使外在看起来蹲马步姿势很标准，由于内在用力模式错误，反而可能加重腰部劳损程度。举个例子，有些人打个喷嚏后就把腰扭伤了，为什么呢？第一，本身腰肌就有劳损，平时没有明显表现出来。第二，打喷嚏突然收缩了腹肌和腰肌，导致牵拉过度而扭伤。蹲马步保健法是只增加腹部吸收力量，但必须放空腰部，感觉好像腰部突然"不存在"，力量全部集中在腹部，再传递到双大腿受力，提肛、收腹、松腰。那么，松腰，好像腰突然"不存在"的感觉是怎么产生的？腰肌劳损的患者都是习惯将脊柱承受的力量沿着后柱传递，蹲马步松腰后，其实是躯体重量沿着脊柱前柱传递了，前柱主要依靠腹部和脊柱前的韧带维持稳定，那么就不需要后柱的肌肉群用力来维持脊柱稳定，自然放松了后柱的肌肉群。一旦放松了平时紧张劳损的肌肉，再加上注意力集中在腹部运力气和大腿承受力量，就感觉不到腰背的劳累了，腰"不存在"的体验就出现了。这样的练腰，才是真正有利于脊柱的锻炼法。长久坚持可产生巨大的内劲功力。

重点注意以下几个方面：第一，双脚分开稍宽于双肩，双膝内收保持和双足平行，使力量集中在下肢内侧，减少胆经的肌肉部位的负荷。第二，提肛、收腹、松腰，只感觉到腹部聚气累和大腿酸痛。第三，配合深呼吸双手向前推出，维持身体平衡。第四，注意力集中在维持身体平衡的骨骼和关节上，外部肌肉慢慢放松。全身慢慢有"空无感"，万不可身心僵硬。

第三节　平衡身心锻炼法

单脚站，也可叫作金鸡独立，此姿势是简单有效的平衡身心锻炼法（见图8-4）。简单在哪里？只要随便提起一只脚，就算单脚站立了。有效在哪里？当一个人可以双下肢轮流单脚站并很稳健了，就说明每迈腿走一步，就可减少对骨盆脊柱的不良应力。

很多腰部和髋部劳损的患者，都存在双下肢轮换单脚站不稳或下肢力量不均匀的状态。当下肢不稳或力量不均衡时走路，导致对双侧髋部和脊柱的反冲力不同，长久下来必然出现腰骶部力量失衡而劳损。

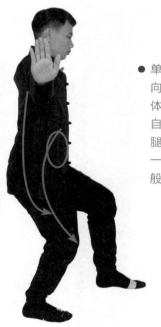

● 单脚站立，微屈髋膝，双掌向两旁推开，平衡稳定躯体。松胯收腹，腰部放空到自然舒适，力量集中在大腿，小腿定力，足趾抓地。一吸一呼加强腿部力量，一般数分钟为宜。

图8-4　平衡身心锻炼法

单脚站必须注意力集中，方可将人体气血从胸腹导引至下肢足底。由于加强了胸腹灌力气至足趾，最远端末梢血运通畅，对于高血压病和糖尿病等内科疾病有改善作用，对脊柱相关的亚健康状态也都有很好的保健作用。

开始练习时，可睁开双眼，任意抬起一只脚后，注意力集中在稳定姿势上，感觉将全身重量都通过单脚传递到地面了，躯体不可僵硬，要有轻松自如的感觉。一般3分钟一次，再换另一只脚。如练习达到一定阶段，可慢慢微闭眼练习。

单脚站可通畅下肢6条经络，反过来，也刺激了6条经络所属的脏腑和它们循行的部位。重点在于，全身放松，不可僵硬，动作自如，将全身重量通过单脚传递到地面深处。

第四节 掌 功

掌功，和一般平板撑锻炼是不同的，重点在于锻炼腹部力气并导引至手掌。气血也随之到掌指，对经过手掌的6条经络及其相对应所属的脏腑，以及经络运行的各部位都有锻炼作用。

掌功的特点在于：第一，双手掌同肩宽，完全伸直肘关节，手指并拢，手指方向和躯体脊柱相对平行。第二，尽量保持双臂伸直后，垂直地面压掌指。第三，双下肢完全伸直并拢，双膝关节内侧尽量互相合住，双足内侧并拢合起，足趾挂地。第四，保持四肢标准位置姿势后，提肛收腹，做腹部屈伸动作，寻找腹部控制腰部的感觉，然后尽量保持腹部聚气用力，腰部"放空"，将腰部的力量灌注到腹部上，不可让腰部紧张僵硬。由于腹部力量不足时很难维持固定姿势，所以，只要保持"腹部用力""腰部放空"的状态，躯体带动骨盆可以适当活动，但必须保持四肢的标准动作不变。第五，脊柱段尽量做到只感觉腹部累，颈椎、胸椎、腰椎的背侧必须放松。第六，配合呼吸，慢慢随着腹部内力气的增强，可逐渐定住姿势从腹部发力至手掌，这是锻炼这个动作的关键步骤。第七，必须集中注意力，锻炼方可有效。坚持一段时间后，觉神清气爽，而且掌部气血充足，也掌握了腹部发力传导至手掌的心法（图8-5、图8-6）。

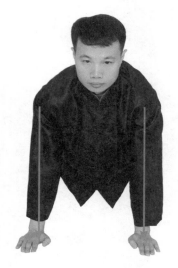

● 双手俯卧撑地，手指并拢，与肩同宽，手指向前，双肘伸直。配合呼吸灌力数分钟。

图8-5 掌功（1）

● 双手俯卧撑地，手指并拢，与肩同宽，手指向前，双肘伸直。配合呼吸灌力数分钟。此功法必须全身尽量放松，只有腹部聚气用力，再灌气至双掌。

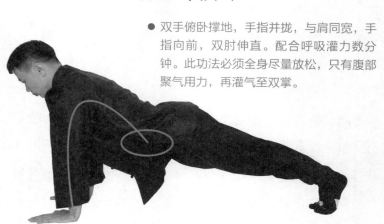

图8-6 掌功（2）

举个例子，推拿医生如果掌握了腹部发力且按照经络顺序发力至手掌，就增强了肩臂经络的气血充盈，推拿时即可手随心转运力气，有利于推拿医生自身的健康，也使掌部有更加柔韧有力的渗透内劲。练掌功时可发现手掌发热，并聚集了蒸发出来的汗水。这样再去保健推拿患者，疗效也更好。临床上推拿医生埋头苦干，没有循经发力，推拿时肩颈也紧张用力，时间久了，推拿医生自己都出现了颈椎病、肩关节劳损等。

现在流行平板撑锻炼，一般都是屈肘让肘关节着地，没有锻炼到前臂和手掌。大家对平板撑锻炼的认知也以为只是"撑着身体固定不动就好"，导致有些锻炼者出现腰肌劳损、肩颈劳损等症状。其实，锻炼虽然是从模仿外在动作开始，但必须以正确的功法为标准。假如越锻炼越容易出现各种劳损，除了有一身蛮力，还有什么健康意义呢？

图8-7是掌功的加强版，需要腹部完全控制好躯体，稳住身体，只要前臂掌腕有足够的力量即可撑起整个身体。如随便用力去撑，很有可能拉伤肩颈韧带。必须沿着督脉上行、任脉下行的路线发力，使脊柱核心先收缩用力，外周肌肉韧带再用力，就不会拉伤外周肩颈的肌肉韧带了。

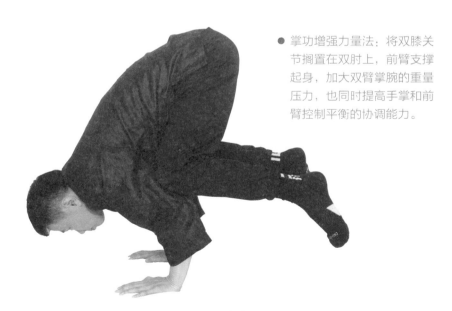

● 掌功增强力量法：将双膝关节搁置在双肘上，前臂支撑起身，加大双臂掌腕的重量压力，也同时提高手掌和前臂控制平衡的协调能力。

图8-7　掌功（3）

第五节　指　功

　　基于掌功的锻炼稳定后，再用同样的姿势锻炼指功。由于锻炼指力很容易受伤，所以，必须循序渐进地锻炼。刚开始练习指功时，可一腿伸直，另一腿前跪，控制躯体压在上肢的力量，再进行手指抓地练功（见图8-8、图8-9）。

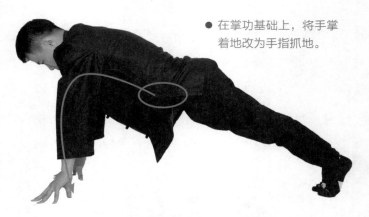

● 在掌功基础上，将手掌着地改为手指抓地。

图8-8　指功（1）

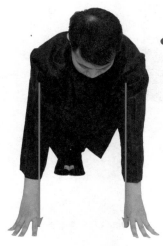

● 均为指腹着地，食指在拇指正前方，着重灌力至拇指。注意力集中在丹田，靠丹田发力控制力度。

图8-9　指功（2）

手指练功的步骤特点：第一，必须先锻炼掌功再锻炼指功。第二，手指必须如图8-8、图8-9所示抓地，拇指和食指的连线与躯体脊柱方向平行。拇指尽量保持直线让拇掌关节内和拇指指间关节内都高度吻合，可避免产生损伤关节的应力。第三，初学者先模仿易筋经功法的卧虎扑食姿势来抓地，可避免猛力伤了手指。第四，当按照掌功标准固定双下肢后，必须注意力集中，方可灌注内劲真正锻炼好指力。运力气模式和掌功一样，灌注到各手指至地面即可，只是需注意防止意外失衡压伤手指。

在易筋经原文序里有记载，"如此练指力，可内壮而外勇，功力可达徒手穿树"。我们锻炼的目的是强身健体，指力功夫好，就意味着脏腑气血充盈，足矣。而对于推拿医生来说，既加强了自身功力，又能有更好的内功去做好推拿保健工作。

第六节　虎　爪　功

前面练习了指力的灌注力，作为推拿者来说，还需要练习指关节内的力量，即虎爪功（见图8-10），只有指关节内韧带力量充足，手指才更加灵活自如。

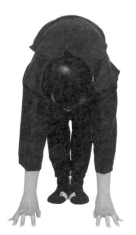

● 俯身抓地，手指屈曲灌力，指腹着地，增强手指间关节的力度。注意力集中在腹部丹田处，控制下压至十指的力量。

图8-10　虎爪功

虎爪功姿势看起来简单，但有时候越简单的动作却越难练成。练习虎爪功抓地，必须气沉丹田，结合前面掌功和指功的运力气法，注意力集中灌力至各手指。锻炼的效果主要和注意力集中度有关。有时候，觉得动作简单，就随随便便练习，看起来很到位，但灌注的力气不足则效果也不同。

第七节　推拿压掌指功

前面谈过掌功、指功，这里再着重向推拿医生介绍一些心得。

医生帮患者推拿，一般都是患者躺在推拿床上，那么，作为医生怎么样进行掌压推拿呢？我个人实践总结认为，身体前倾，让肩臂自然下垂，放松颈部，再尽量利用身体力量传递至肩臂下压掌指，这样不但力量雄厚，而且省力，也保护了肩关节。往往没有借助身体力量进行推拿的医生，最容易出现肩关节劳损。

平时在桌面上练习压掌、压指，很容易找到从腹部运力气的感觉，在临床工作时，就能习惯用正确的推拿压掌指功的姿势去发力（见图8-11、图8-12）。

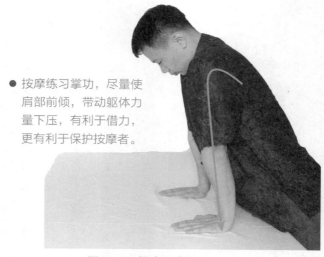

● 按摩练习掌功，尽量使肩部前倾，带动躯体力量下压，有利于借力，更有利于保护按摩者。

图8-11　推拿压掌指功（1）

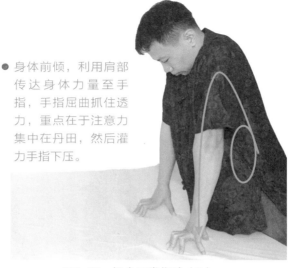

● 身体前倾，利用肩部传达身体力量至手指，手指屈曲抓住透力，重点在于注意力集中在丹田，然后灌力手指下压。

图8-12　推拿压掌指功（2）

我们不要小看平时的锻炼，只有坚持锻炼，才能真正强身健体，也能更好地发挥功法的价值。当融会贯通锻炼成模式了，生活和锻炼就自然而然一体化了。

第八节　倒　立　功

如果根据前面提到的易筋经功法和拉筋的方法进行锻炼，提高了脊柱的核心平衡力和支撑力，就可以倒立头部练习倒立功（见图8-13、图8-14）。

初学者可靠墙练习，循序渐进锻炼，如患有高血压病、心脏病、颈椎病等病症的人群，不可练倒立。能保健好颈椎部位的人，说明掌握了易筋经功法和拉筋打坐的要点，且有一定的功力，那么再去练习倒立就可避免受伤。

为什么要练习倒立？假如身体稳健了，练习倒立可以进一步提高脊柱整体的平衡力和协调能力，更有利于身心健康。

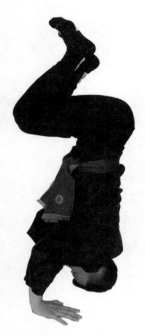

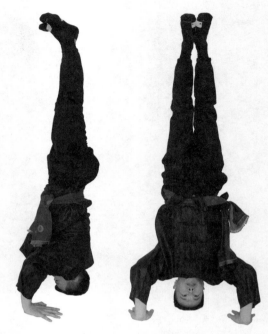

图8-13　倒立功（1）　　　　　　　图8-14　倒立功（2）

　　练习倒立时，注意力集中，头顶稳住地面，双手维持平衡，将督脉之气沿着经络灌力至百会穴，好像定在地面一样，再沿着任脉提力气，稳定胸腹部位。如此依着督脉上行、任脉下行的路线发力，先靠墙辅助锻炼，再慢慢离开墙面，即可找到身体的平衡感。这样体验倒立脊柱的协调感和支撑力运气感。

第九节　腰骶关节牵引法

　　临床上，医生会根据病情建议患者做腰部牵引，其中腰骶关节卡位、腰骶关节肌肉劳损适合自身腰骶关节牵引法保健，但仍要经过医生评估后方可进行。

　　俯卧在宽度适合的硬桌子上，双手前臂抱住桌子边缘，稳住上身。调整位置到桌子另一边刚好压住双大腿前侧的近端，以桌边接触面为定点，下肢远端为杠杆，翘拉起臀部髋关节。由于上身已稳定，就形成了髋关节和骶髂关节的牵拉力。缓慢放松腰骶关节，利用下肢重力作用结合杠杆的力量逐渐拉开骶髂关节的粘连，又可感觉到腰骶关节松开，有一定的酸胀感，根据自身感觉维持数分钟（见图8-15）。

● 俯卧在硬桌面上，双手臂抱住桌边，刚好让双大腿近端压在对面桌边。慢慢放松腰部和骨盆，在下肢重力作用下，牵引拉开腰骶关节，放松腰部。

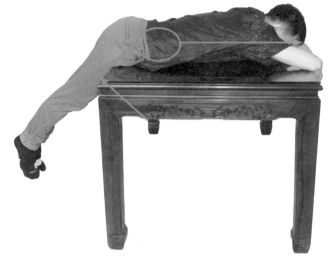

图8-15　腰骶关节牵引法

再放松手臂，上身慢慢下滑，动作必须缓慢，不可突然松力。等完全松开手臂力量后，慢慢站起，将力量逐渐压至下肢。

需要注意两点，第一，寻找牵拉开腰骶各部位的感觉，放空身体来牵拉。第二，动作要缓慢。第三，硬桌面的宽和高一定要适当，如不适合，很难达到牵引的效果。

第十节　腰肌劳损康复法

这是一套专门辅助康复腰肌劳损的动作。

前面已经谈过揉腹了，只是平时揉腹是仰卧伸直双下肢，这里是仰卧屈髋屈膝，目的是减少臀部肌肉对腰部的牵拉。

先按图8-16的姿势，揉腹10分钟。再按图8-17的姿势，注意力集中在脊柱，从尾骨开始提肛发力，沿着脊柱向上的方向用力卷脊柱，收腹，上抬双大腿贴近腹部，双手抱紧小腿，再沿着胸椎收缩肩颈。此时，根据实际情况加大力度抱紧小腿贴近前胸，放松腰部，配合呼吸持续抱住，力量集中在"聚气收腹"，好像腹部内有种巨大的吸引力一样，且尽量维持提肛收腹，保持深呼吸。

图8-17是医生在临床指导腰肌劳损患者常做的姿势，但运力气方式就很少解释了。这里重点解释运力气的方式，可以让患者在相对舒适且有效的姿势中缓解疼痛。

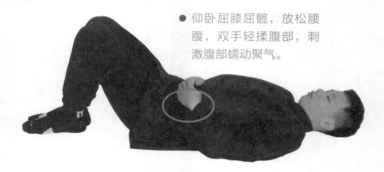

● 仰卧屈膝屈髋，放松腰腹，双手轻揉腹部，刺激腹部蠕动聚气。

图8-16　腰肌劳损康复法（1）

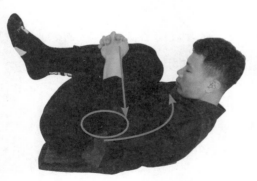

● 双手抱膝，提肛收腹，慢慢抱紧将膝贴近胸部，同时缩肩缩颈沿着脊柱灌力屈曲腹部。配合呼吸多次练习动作。利于增加腹部收缩力缓解腰部疼痛。

图8-17　腰肌劳损康复法（2）

重点要注意以下几点，第一，必须揉腹后再做。第二，提肛收腹，脊柱用力是从尾骨沿着脊柱到颈椎的"收缩力"，不强调卷腹的范围，只强调尽量收腹。第三，双手抱紧小腿用力是提高收腹的力量，不强调靠近前胸的距离。第四，必须尽量放松腰部。第五，学会边维持提肛收腹，边深呼吸。收腹力量增大后，可感觉胸膈肌腱也可收紧用力。

此动作有时候可以将腰椎体间的小错缝自行复位，甚至感觉到"咔"的一声。从中医经络角度解释，就是加强了任脉的气血运行，而任脉能起到平衡督脉的作用。中医讲究的是整体平衡，不管多么强大的力量，只要失衡了就会产生疾病。腰肌劳损大部分是由于腹部力量失衡导致，所以，治疗必须从寻找腹部平衡开始，再结合康复治疗腰部，才是标本兼治的方法。

做完前面两个动作后，感觉腰部舒适了，腹部运气自如有力了，再放开抱腿的双手，扶住身体两边，从胸椎处发力，配合收腹卷起臀部和腰背（见图8-18）。此动作加强了腹部的内力和控制腰背骨盆的协调平衡力。临床上可在维持此姿势后，再做双腿向上踩单车的动作，锻炼效果更好。

● 双手臂发力撑起，沿任脉收腹抬起臀部，增强脊柱的稳定力。

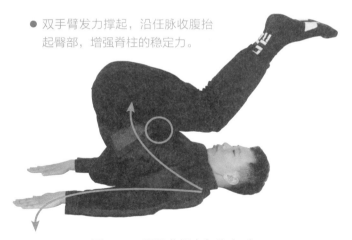

图8-18 腰肌劳损康复法（3）

平时老人家在睡觉前和睡醒后各做20分钟此套动作，可提高心肺功能，增加脊柱的稳定活动能力和下肢的灵活性，预防骨质疏松，减少摔倒的风险。

第十一节　肩关节康复法

此套动作是保健康复肩关节疾病的功法。

临床上治疗肩周炎的康复动作，一般是举高和爬墙，那些动作由于需要克服手臂自身重量而增加了锻炼的困难。按照图8-19、图8-20、图8-21动作锻炼，先从腹部聚气开始，灌注能量至肩臂，再借用肩臂自身重量来牵拉肩部的韧带，既方便轻松牵拉肩臂，又导引了腹部气血灌注至患处，有利于康复整个肩臂的各种疑难疾病。

很多肩关节疾病都是气血瘀滞在腋下，如果不疏通腋下的经络，按摩再多也很难解决根本问题。当腋下的心经疏通了，心阳之气随之提升，也就增强了精气神。

● 侧卧，全身放松，患侧肩臂置于腹部，掌下聚气，腹部产生力气感。

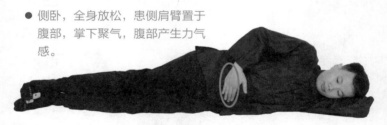

图8-19　肩关节康复法（1）

● 稳定侧身，提肛收腹，稍抬高患肢，手指并拢，灌力翘指，带动推掌。

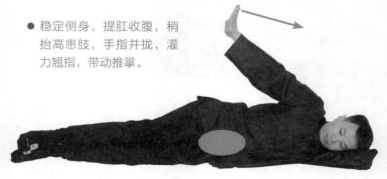

图8-20　肩关节康复法（2）

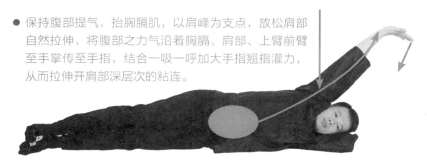

- 保持腹部提气，抬胸膈肌，以肩峰为支点，放松肩部
  自然拉伸，将腹部之力气沿着胸膈、肩部、上臂前臂
  至手掌传至手指，结合一吸一呼加大手指翘指灌力，
  从而拉伸开肩部深层次的粘连。

图8-21　肩关节康复法（3）

此套动作的关键点在于，第一，必须侧卧揉腹聚气，自行收腹提胸找到
打开肩关节腋下的感觉。第二，侧卧，让肩峰作为定点，肱骨头定在肩峰下
囊处，再高举伸直的上肢，让上肢重量下压拉伸肩部。第三，高举定住姿势
后，将腹部力量配合呼吸慢慢从腋下灌注至前臂，放松肩关节。灌力只需要
通过腋下牵拉肩部，再并拢手指用力翘起，耸肩，加大拉伸肩部的力量。第
四，摆动肩关节，寻找不同的酸痛点进行拉伸。第五，始终要放松肩部，并
自然放松颈项。

建议双肩都进行牵拉锻炼，有时候胸椎小错缝可自行复位，有利于心
肺的保健。

第十二节　办公室椅子静坐法

办公族由于专注工作而忘记了身体的平衡，长久必然导致亚健康状态出
现。所以，在办公室每工作1小时就在硬凳子上静坐10分钟，是非常利于健
康的。当然，最好是先进行易筋经功法锻炼，拉筋5分钟，再静坐平衡身心
更好。

本节重点介绍办公族的椅子静坐法（见图8-24、图8-25），教你怎么
样结合前面讲解过的易筋经十二式、拉筋、打坐、推拿功法等锻炼融入实
践生活和工作环境中来。

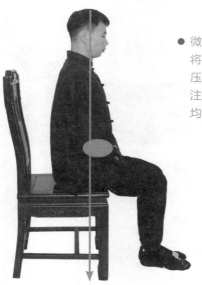

● 微收下颚，气聚小腹内，将全部力量经坐骨支点下压至凳子，身心放松，将注意力集中到坐骨支点。均匀呼吸。

图8-24　办公室椅子静坐法（1）

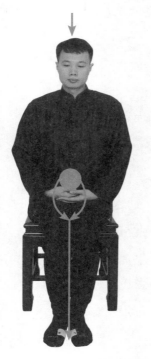

● 维持双膝、双足并拢，双膝保持内收用力，双手合抱式置于小腹前，小腹用力分别沿着双侧肾经灌注力量至大腿内侧。提肛收腹，将整个躯体重量沿着脊柱、骨盆、坐骨支下压至硬凳板上。压一次力量，上提一次沿脊柱上升的支撑力，头顶部放空。注意力集中在百会穴和小腹内。每次吸气直达小腹内敛住聚气。

图8-25　办公室椅子静坐法（2）

椅子静坐法的条件之一就是必须坐硬板凳，为什么呢？只有坐骨支点接触面稳定，骨盆有稳定的支撑点，才有稳定的支撑力来协调平衡好脊柱。

静坐法的关键方法之一就是注意力集中在身体内部，这和眼睛外视是一个道理，只是一个对内分析感观，一个对外分析感观。眼睛向外看东西是很自然的事情，看了后就在脑海中产生认知。从眼睛看见到脑海产生认知概念只是一刹那的时间，好像根本不需要思考一样。那么集中注意力的训练也是从"有意识去感观"，到后面习以为常的"自然去感观"。简单来说，就是训练"内在感官的条件反射"到"主动习惯性调整姿势"的过程。

前面已经讲解了静坐姿势，其实，只要习惯了正确的健身打坐，一般端坐到凳子上身体就会自然而然根据内在感观去调整骨盆和脊柱的姿势。很多人从来没有训练过正确的坐姿，本身就不知道怎么样运力气才是正确的方法，所以久坐必然伤身。而经过长期的、正确的锻炼后，你就会在一边专注工作的时候，脑海就一边条件反射去调整姿势保护躯体平衡。

如果没有坚持训练自我调整姿势，每次都是等到出现严重劳损了，把自己痛醒了，再去纠正姿势，就很难调理了。

椅子静坐法的重点有四点，第一，硬板凳。第二，放松。第三，依照静坐法寻找脊柱的内在平衡。第四，视觉化呼吸过程，快速恢复体力。

有人会问，本身腰酸背痛就是在办公室久坐导致，为什么还要学习椅子静坐法？道理很简单，工作时久坐椅子是专注力在外面，忽视了身体感觉，导致劳损产生。椅子静坐法是训练将注意力集中在本体感觉，并强化训练，将端坐椅子变成一种条件反射模式。专注力集中在身体内部，体验躯体发出的信号，养成习惯后，在工作时就会依靠条件反射模式在身体内部调整躯体姿势，以利于自我保护脊柱的平衡。

当我们端坐在椅子上时，先把臀部移动到舒适的位置，尽可能让身体坐得舒服些，然后自然挺直脊柱。建议双腿并拢，这时会稍微觉得腿部有些累，这是为了将身体力量沿着正中位置传递下去，以减轻大腿外侧胆经部位的压力，有利于脊柱和骨盆将力量集中传递至坐骨支点接触面上。

放松肩颈是办公室人群最喜欢的动作，边深吸一口气，边缩颈耸肩，可将肩部耸起到最高处碰到耳朵，稍停留几秒，继续保持深吸气直达腹部内，当呼气时放下肩部回到正常位置。可重复数次，鼻子吸气，嘴巴呼气，动作范围可尽量大，这样吸腹扩胸可增加五脏六腑的内部移动，起到缓解全身紧张的作用。这个动作直接缓解了肩颈部深层韧带的紧张，再配合深呼吸运动，就相当于从腹部灌注督脉力气升阳来平衡颈椎。

现在开始集中注意力训练。

第一步，微闭眼睛，感觉在观看自己的呼吸过程，注意力集中在腹部某个很深的核心点，从核心点慢慢开始用力，牵拉腹部，此时全身都在脊柱支撑下放空了，毫无紧张僵硬感，周身很舒服。腹部核心点自发用力后，沿着腹部直达胸肺的韧带同时被牵拉，但躯体外在还是保持放松舒适的状态，只是内部由下而上被腹部核心用力而牵扯，直达鼻腔。然后将注意力放在空气被吸进鼻腔的过程，稍微停止下，感受腹部的用力，既不吸气也不呼气，停留数秒，再自然呼气，全身放松。如此一吸一呼数次，可达到忘我的境界，有助于精气神的快速恢复。

第二步，将注意力集中在头部。把呼吸融入全身的细胞中，从头部开始，依次放松脸部、额部、耳部，然后注意力集中在呼吸过程上，感受新鲜的空气进入鼻腔，再吸入至腹部。这种感觉非常微妙，可以快速让头脑清晰，神清气爽。如此一吸一呼数次，可迅速缓解工作压力。

第三步，继续放松整个身体肌肉，好像所有肌肤都可以呼吸一样，随着腹部核心吸气、呼气，带动整个肌肤的气机进出，这一步犹如达到了"无我状态"。请记住，这三步所有的想象都是基于第一步真正的呼吸动作而引导过来的，如失去了第一步的"感观呼吸"，就很难真正进入下面这两步的状态。

第四步，通过视觉化呼吸过程来放松肩颈、胸腹、腰背，以及各个僵硬紧张的部位，这就是椅子静坐法。利用此方法平衡脊柱和静坐健身平衡法是一样的道理。此方法是办公族快速恢复体力的最佳方法，结合易筋经功法和静坐的强化训练，可以将办公室的椅子静坐法练成一种习惯的模式，无论在工作和生活中，都可以激发出腹部的核心力量来稳定全身。

第九章

临 床 案 例

【案例一】

患者A，男，40岁，推拿师。由于长期低头用力，出现颈1～颈2右侧部位反复疼痛一年多，发作时不但疼痛难忍，而且颈部活动范围受限，每次针灸推拿治疗后好转，但经常复发。

首先，让患者俯卧床，保健手法松解脊柱3分钟，调理胸椎小关节错位。然后，患者仰卧位，端提颈椎法复位颈部小关节。最后，指导静坐法，告知患者必须坚持静坐法正脊柱、升阳气。方法：静坐时头顶有意偏向右侧，原则是"哪侧疼痛头顶偏向哪侧"，再结合静坐呼吸法提升脊柱的支撑力，支撑力足够大时，通过缩颈、摇摆身体可以让胸颈椎关节紊乱自我恢复正常。治疗后疼痛马上缓解，活动范围基本正常。

结合易筋经功法的第十式卧虎扑食式，加强锻炼前臂和手指功力，在工作时学会让颈椎处于协调放松的状态。很多推拿师由于没有掌握正确的锻炼方法，用力不够协调，导致工作时伤了自己的身体。

后观察患者坚持易筋经功法和静坐锻炼，颈项疼痛的复发次数明显减少，偶尔复发，也是通过加强静坐锻炼后自我恢复。

【案例二】

患者B，女，54岁，教师。右肩周炎疼痛及活动受限半年余，已在多家医院通过针灸推拿内服药物治疗，未见明显好转。

考虑到患者是胸椎段用力不均衡，右侧肩部肌肉长期处于微紧张状态，难以放松，再加上推拿师手法不当，导致治疗效果欠佳。

患者俯卧于床上，用保健手法松解脊柱周围韧带，以拇指点法和手掌揉法为主，约5分钟。特别是胸椎段点透韧带紧张部位，用手掌冲击法正脊柱。可触摸到肩周炎同侧的胸椎边缘有条索状韧带，拇指点按疼痛加重，松解此疼痛点是治疗顽固性肩周炎的关键点之一。

拇指点按肩部各个疼痛点，力量以患者适应为度。再让患者端坐于硬凳，双手食指、中指、无名指末端环抱右肩肱骨头深层次关节囊及韧带，以易筋经运力法发力，轻柔渗透，突破肩部表面肌肉，让内劲直达肩关节囊内部，顽固性肩周炎一般都是深层次关节囊粘连、炎症、渗出，导致反复发作，难以根治。点按关节囊前侧是治疗此病的关键点之二。有些推拿师由于没有练功，手指力量生硬而刚猛，推拿时导致患者肌肉疼痛紧张而力量难以深渗透至韧带处，所以疗效不明显。

松解推拿后，站在患者后面，左手扶住肩关节近端的斜方肌和肩胛骨上端，稳定不动，右手握住患者右肘，以患者右肩关节盂为定点，让右臂被动摇摆环圈运动，有利于拉开肩关节囊的粘连，这是治疗的关键点之三。

治疗一次后，患者明显感觉轻松很多，疼痛减轻，活动范围增大。再指导患者锻炼易筋经功法的动作，观察半年后不再复发。

【案例三】

患者C，男，35岁，公务员。自诉一年来经常自觉胸闷不适，心脏高频跳动，心率偶尔接近100次/分，以前休息好后正常心率约70次/分，体检报告显示均正常，近一年来休息后心率仍是95次/分，很少恢复到70次/分。

心电图没有明显异常，患者精神状态好，说明患者本身没有器质性病变。而其工作压力大、不正确的休息和锻炼方法导致出现了心率异常，给予患者脊柱推拿保健治疗。脊柱是中医的督脉所属通道，督脉阳气的必经之路，由于脊柱韧带紧张、小关节错缝等导致督脉通道受阻，阳气升起困难，也影响了心气的不顺，故出现心率异常现象。推拿时发现第七胸椎部位左侧有明显的韧带结节点，拇指指腹点按，给予内劲灌注，深层次渗透松解，再用双拇指和食指扣住第六、第七、第八胸椎棘突左右摇摆，扯开韧带的粘连。掌揉法广泛松解表面肌肉。整个过程约20分钟。治疗后患者感觉到了久违的身心轻松感，心脏高频率跳动感即刻消失。再指导患者静坐法，配合呼吸运气静坐10分钟后，测心率是75次/分。

此患者后来坚持静坐，利用静坐放松身心，基本上恢复了以前的心率，工作也更加有精力。

【案例四】

患者D，男，50岁，私企老板。因工作需要长期坐车出差，最近三年出现左侧腰骶关节处疼痛，时好时坏，劳累后加重，卧床休息后缓解。平时发作时外贴药膏以缓解疼痛，医院X线片检查未见明显异常，通过针灸推拿治疗后好转，但时常复发。

体查发现除了左侧腰骶关节处深层次压痛明显，其腰肌部位和臀部肌肉均无压痛点，双下肢直腿抬高试验阴性，判断为腰骶关节失衡导致深层次韧带劳损。拇指点按左侧腰骶关节疼痛处5分钟，再掌揉腰骶关节周围3分钟，最后侧卧位斜扳腰骶关节复位。患者自觉左侧腰骶关节处疼痛消失，弯腰活动正常。

该患者左侧腰骶关节失衡的原因是左下肢支撑力量减弱，要求患者一手扶墙，然后左下肢单腿下蹲，患者几乎站立不稳，换成右下肢单腿下蹲，可屈膝到90度。指导患者双下肢单腿下蹲练习，以左侧为主。患者坚持半年后，自诉左侧腰骶关节处疼痛发作次数减少，症状减轻，双下肢力量感明显增强。易筋经功法虽然看起来上肢动作多，但仍强调下肢灌注力量导引，其实无论哪个功法，都要求双下肢灌注内劲支撑骨盆稳定，再稳定平衡躯体而锻炼。有句俗语"人变老先从下肢开始"，一般下肢有力稳健，健康指数都是偏高的。易筋经是四肢乃至全身拉伸运气的锻炼法，适合自我保健锻炼。

易筋—静坐—养生

思维导图

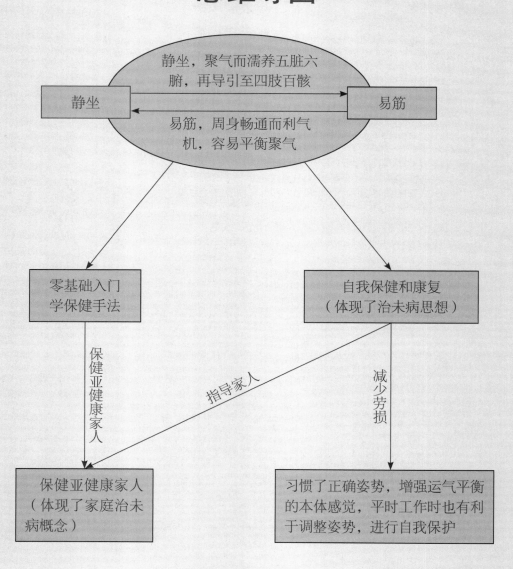

静坐，聚气而濡养五脏六腑，再导引至四肢百骸

静坐　　　　　　易筋

易筋，周身畅通而利气机，容易平衡聚气

零基础入门学保健手法

自我保健和康复（体现了治未病思想）

保健亚健康家人

指导家人

减少劳损

保健亚健康家人（体现了家庭治未病概念）

习惯了正确姿势，增强运气平衡的本体感觉，平时工作时也有利于调整姿势，进行自我保护

参 考 文 献

［1］ 中华中医药学会. 古本易筋经十二势导引法技术规范［M］. 北京：
中国中医药出版社，2018.

［2］ 来章氏. 易筋经［M］. 林楠，校注. 北京：中国中医药出版社，
2015.

［3］ 顾炎武，黄汝成. 日知录集释 全校本（下）［M］. 栾保群，吕宗
力，校点. 上海：上海古籍出版社，2013.

［4］ 许嘉璐. 二十四史全译 南齐书［M］. 萧子显撰. 上海：汉语大词典
出版社，2004.

［5］ 姚思廉. 梁书［M］. 北京：中华书局，1973.

［6］ 陆游. 老学庵笔记［M］. 杨立英，校注. 西安：三秦出版社，
2003.

［7］ 许慎. 说文解字注［M］. 段玉裁，注. 上海：上海古籍出版社，
1981.

［8］ 河北医学院. 灵枢经校释（上）［M］. 北京：人民卫生出版社，
1982.

［9］ 王先谦. 庄子集解［M］. 北京：中华书局，1954.

［10］ 杨伯峻. 论语译注［M］. 北京：中华书局，1980.

［11］ 郭璞注. 山海经［M］. （清）毕沅，校. 上海：上海古籍出版社，
1989.

［12］ 吴震. 王畿集［M］. 南京：凤凰出版社，2007.

［13］ 马齐. 陆地仙经［M］. 北京：中医古籍出版社，1999.

［14］ 许慎. 说文解字注［M］. 段玉裁，注. 上海：上海古籍出版社，
1981.

［15］ 上海古籍出版社. 十三经注疏（上）［M］. 上海：上海古籍出版
社，1997.

［16］ 上海古籍出版社. 十三经注疏（下）［M］. 上海：上海古籍出版
社，1997.

［17］ 荀况．荀子全本注译［M］．北京：中国文史出版社，2013.

［18］ 黄士毅．朱子语类汇校 1［M］．徐时仪，杨艳汇，校．上海：上海古籍出版社，2014.

［19］ 黎靖德．朱子语类（第7册）［M］．北京：中华书局，1986.

［20］ 吴光，钱明，董平．王阳明全集新编本（第4册）［M］．杭州：浙江古籍出版社，2010.

［21］ 山东中医学院，河北医学院．黄帝内经素问校释（下）［M］．北京：人民卫生出版社，1982.

［22］ 马王堆汉墓帛书整理小组．导引图（马王堆汉墓帛书）［M］．北京：文物出版社，1979.

［23］ 高大伦．张家山汉简《引书》研究［M］．成都：巴蜀书社，1995.

［24］ 陈寿．三国志［M］．宋艳梅，杨秋梅，选注．太原：山西古籍出版社，2004.

［25］ 王明．抱朴子内篇校释［M］．北京：中华书局，1985.

［26］ 邓铁涛．八段锦与健康［M］．广州：广东科技出版社，1985.

［27］ 孙思邈．备急千金要方［M］．北京：人民卫生出版社，1982.

［28］ 孙思邈．银海精微［M］．北京：人民卫生出版社，1956.

［29］ 李杲．兰室秘藏［M］．北京：中华书局，1985.

［30］ 李梴．医学入门［M］．金嫣莉，校注．北京：中国中医药出版社，1995.

［31］ 万全．养生四要［M］．北京：中国中医药出版社，2016.

［32］ 唐竹吾．中枢神经系统解剖学［M］．上海：上海科学技术出版社，1986.